AF467335

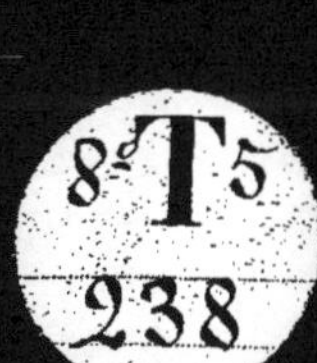
8° T5
238

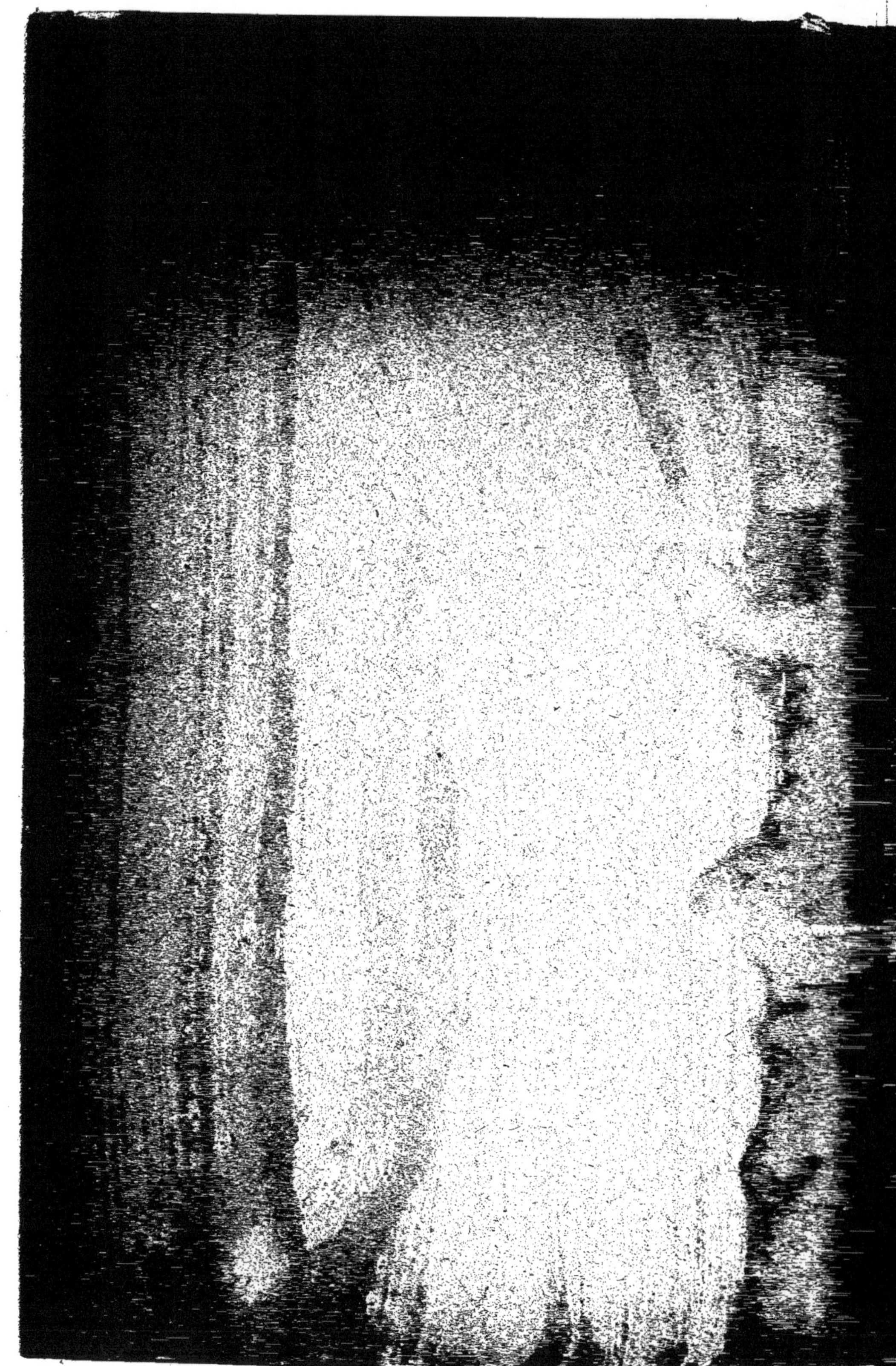

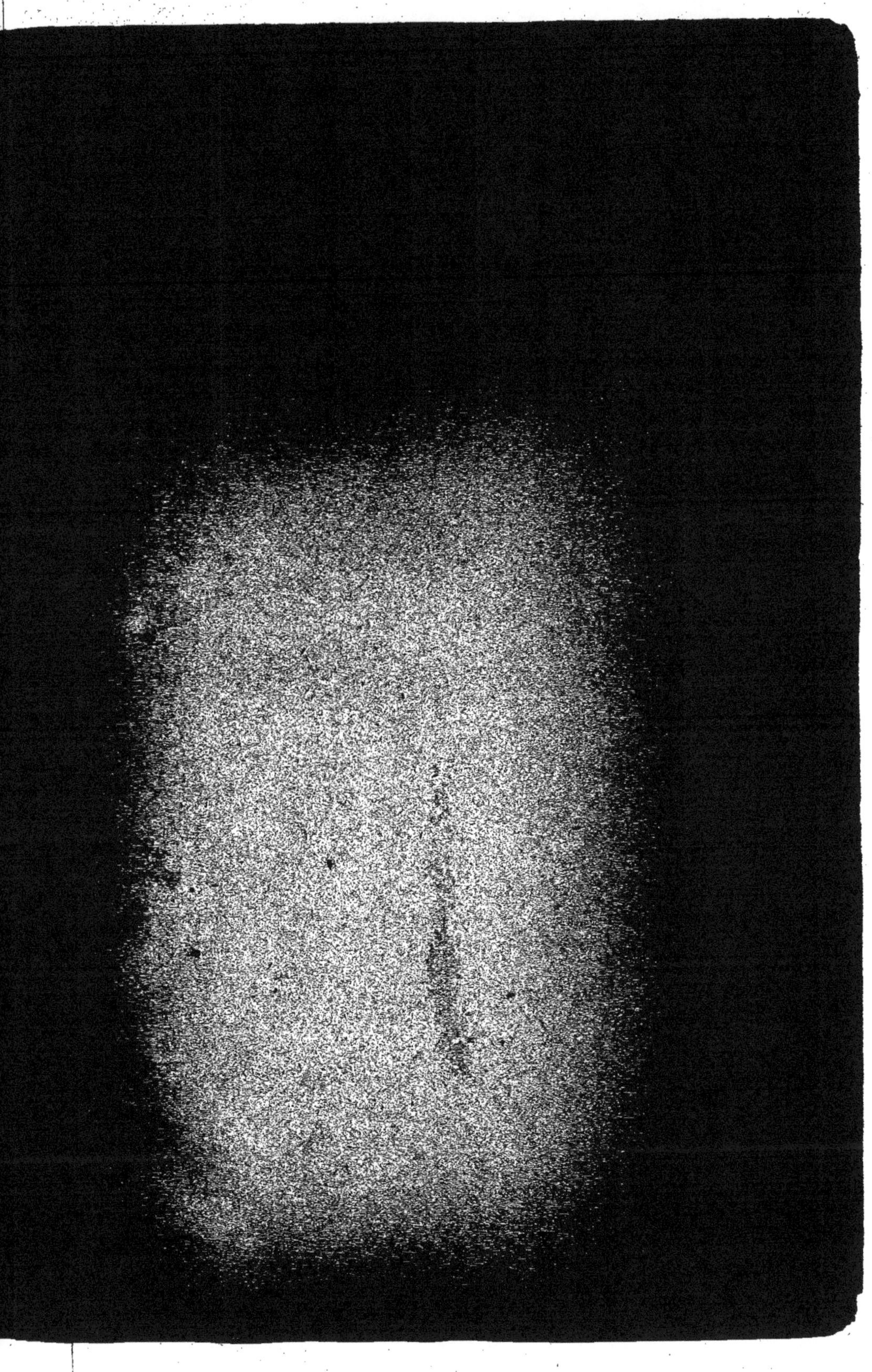

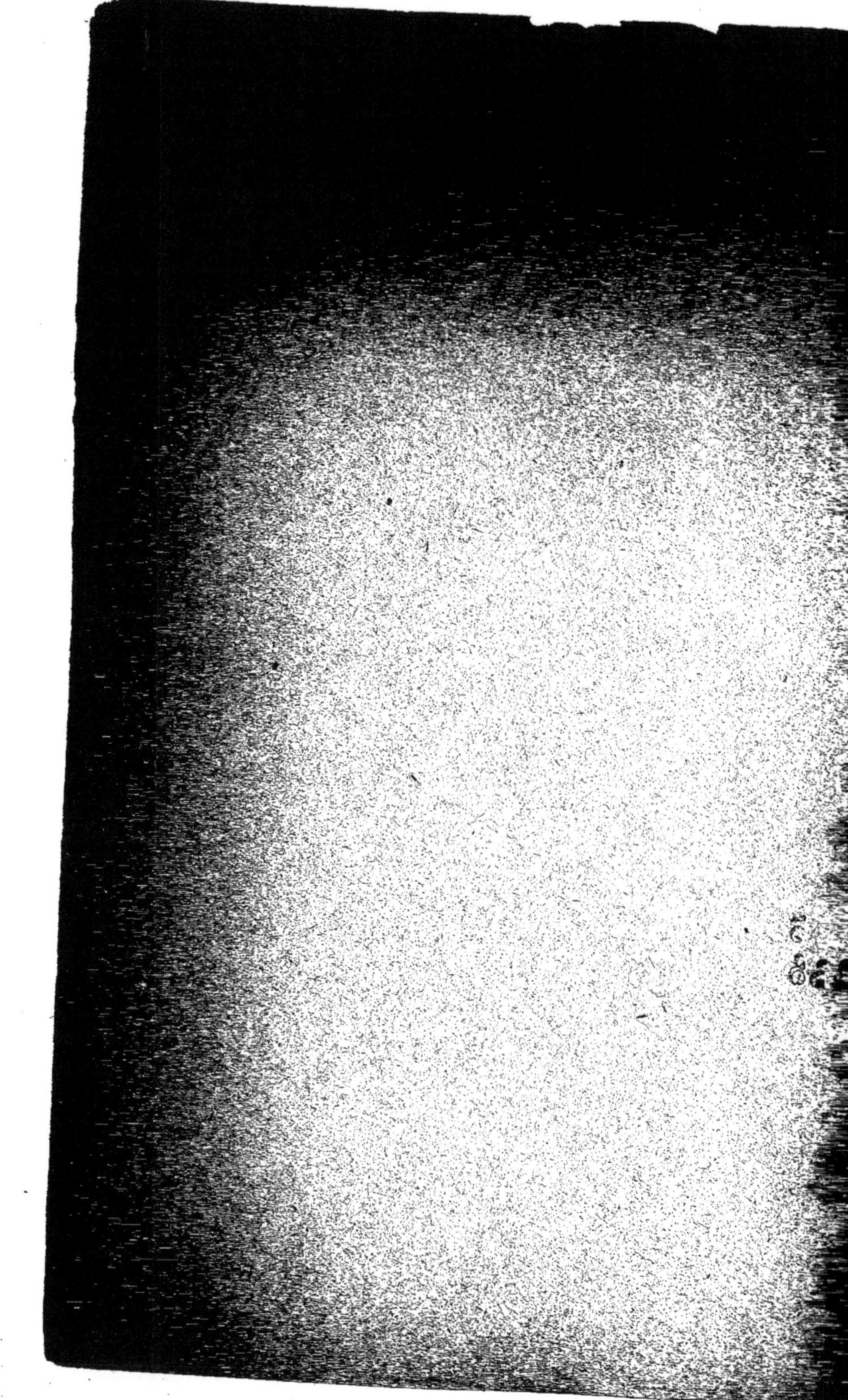

THÉORIE

MÉDICALE ET PHILOSOPHIQUE

DÉDUITE DE L'HISTOIRE

Publiée en Feuilleton dans le Journal l'UNION MÉDICALE

(Années 1871-1872)

PAR

LE DOCTEUR P.-V. RENOUARD

PARIS

TYPOGRAPHIE FÉLIX MALTESTE ET Cie

RUE DES DEUX-PORTES-SAINT-SAUVEUR, 22.

1873

THÉORIE
MÉDICALE ET PHILOSOPHIQUE
DÉDUITE DE L'HISTOIRE

A Monsieur le Docteur Amédée Latour.

Très-honoré et cher confrère,

J'ai pensé, de tout temps, que l'étude de l'histoire était la meilleure voie pour découvrir et démontrer la vraie théorie de la médecine. Dans cette pensée, je me suis livré à des recherches assidues et à de longues méditations, qui m'ont conduit à faire un choix définitif. Ensuite j'ai soumis la doctrine que j'avais adoptée à l'épreuve de faits nombreux et variés de pratique médicale, pendant trente ans; et toujours je l'ai trouvée satisfaisante. Je viens donc aujourd'hui l'exposer au jugement du public médical, soutenu par le désir et l'espérance de faire passer dans l'esprit de mes lecteurs la conviction dont je suis pénétré.

De l'examen des doctrines médicales, par la voie historique, j'ai obtenu un résultat aussi important qu'inattendu, la solution de problèmes philosophiques et sociaux du plus haut intérêt, depuis longtemps débattus; solution que la tendance réciproque de la médecine et de la philosophie à se rapprocher et à se confondre dans une science unique, la physiologie ou biologie, pouvait seule rendre possible. Or, cette tendance à peine marquée durant le premier âge historique, devient plus sensible dans le second, et paraît n'atteindre sa maturité que de nos jours.

Si vous daignez accorder à ce produit de mes vieux ans le même accueil que vous fîtes à mes jeunes essais, je vous serai très-reconnaissant; et vous prie d'agréer d'avance mes sincères remerciements avec l'assurance de mes sentiments confraternels les plus distingués.

P.-V. Renouard.

Premier âge.

§ I. — Caractères d'une vraie théorie médicale.

S'il est une théorie qui embrasse *rationnellement* toutes les variétés de l'art de guérir, c'est-à-dire de la pratique médicale, tous les résultats de l'expérience, unis aux pures conceptions de l'intelligence, selon leur juste valeur, dans le passé comme dans le présent : à ce double caractère *d'universalité* et de *pérennité*, qui ne reconnaîtrait le *criterium* aussi infaillible qu'éclatant du *positivisme*, c'est-à-dire de la vérité démontrée par les faits et par la raison?

Cherchons donc maintenant, sans prévention d'aucune sorte, parmi les doctrines anciennes et modernes, s'il en est une qui réunisse ces deux conditions. L'étude de l'histoire de la médecine peut seule, je présume, nous conduire à cette découverte et nous aider efficacement à la constater.

§ II. — Origine de l'art de guérir.

La médecine a existé de tout temps, chez tous les peuples, à tous les degrés de civilisation : c'est un fait que les traditions les plus reculées, les explorations des voyageurs chez les peuplades les plus sauvages attestent unanimement. Il suffit, d'ailleurs, de réfléchir un instant sur l'attachement naturel de l'homme et de tous les animaux à la vie, sur leur aversion instinctive de la douleur, pour se convaincre que, soit à l'état de société, soit à l'état solitaire, l'homme a dû employer, de tout temps, toute son industrie à prolonger ses jours et à éloigner la souffrance.

§ III. — Formation de l'art de guérir. — Première période, dite période de l'instinct.

Il n'existe aucun monument qui nous renseigne sur les phases primitives par lesquelles l'art de guérir a passé avant d'atteindre un degré d'avancement considérable ; mais nous pouvons suppléer à cette lacune par un artifice très-simple et suffisamment démonstratif. Il suffit, pour cela, de nous figurer en imagination un homme dénué de toute préparation éducatrice, vivant isolé de tout commerce avec ses semblables, et de suivre par la pensée le développement successif de ses facultés instinctives et intellectuelles, spécialement sous le rapport de la médecine. Les résultats que nous obtiendrons par cette fiction seront assez concluants, en les maintenant dans une juste limite, pour atteindre la réalité ; car ils seront fondés sur cette observation journalière que l'éducation modifie nos penchants, nos dispositions naturelles, mais ne les détruit pas, ne les efface jamais complétement.

Cette hypothèse nous est d'autant plus permise qu'elle se trouve réalisée dans les traditions primitives de certains peuples. Représentons-nous donc un couple dans l'âge adulte, isolé dans un coin de la terre, où il trouve sous sa main toutes les choses indispensables au soutien de la vie. Ce couple, que nous nommerons Adam et Ève, pour la commodité du discours, peut user, à ses risques et périls, de toutes les productions que l'auteur de la nature a répandues autour de lui ; aucune interdiction préalable ne lui a été faite ; aucun fruit ne lui a été défendu ; l'usage seul lui enseignera à discerner les bons des mauvais. Nos ingénus, dont l'ignorance égale l'innocence, ne s'abstiendront d'abord d'aucune chose, comme on doit bien se l'imaginer. D'autre part, comme nous supposons que le printemps brille dans toute sa splendeur, uni aux richesses de l'automne, Adam et sa compagne sont dispensés provisoirement de tout souci de toilette.

Un jour donc, Ève, se promenant insoucieuse dans un bosquet, marche sur une épine qui reste adhérente à son pied nu, lui cause une vive douleur, la contraint à s'arrêter court. Adam, qui la suivait de près, accourt à ses cris, retire la maudite épine, et la douleur cesse comme par enchantement. Il ne déduisit de cette cure aucun axiome de médecine ; mais sa postérité en dégagera plus tard celui-ci : Otez la cause, l'effet disparaît ; *sublâta causa, tollitur effectus.*

Notre couple savait, sans l'avoir appris de personne, se mettre à l'ombre quand le soleil était ardent, boire frais quand il avait chaud, s'humecter le gosier quand il le sentait aride, se réchauffer à la chaleur du soleil levant, quand il avait été mouillé par la fraîche rosée de la nuit. En un mot, si notre premier père avait eu un peu plus de subtilité, il aurait pu dérober à ses descendants l'honneur de formuler le célèbre axiome de médecine : les maladies guérissent par leurs contraires, *contraria contrariis curantur.*

Le printemps ne dure pas toujours ; l'été lui succède naturellement. Adam, qui se plaît aux exercices violents, ayant un jour fait une longue course, arrive baigné de sueur, haletant et mourant de soif au bord d'une onde pure, dont la fraîcheur l'invite à se délecter ; il s'en donne à cœur joie, comme vous pensez bien ; mais mal lui en prit ; car, dès la soirée même, il fut saisi d'une fièvre ardente qui le mit à deux doigts de a mort. Grâce à la force de son tempérament et aux bons soins de son épouse, il en fut quitte pour quelques jours de souffrance ; mais il comprit, par cette expérience, combien il est dangereux de boire frais avec avidité quand on a très-chaud. L'axiome des contraires, *contraria contrariis curantur,* s'il avait été inculqué antérieurement dans son esprit, aurait reçu en cette occurrence une assez forte restriction.

L'automne suit quelquefois l'été sans transition sensible ; petit à petit, les nuits fraîchissent, les journées sombres ou même pluvieuses ne permettent plus de se réchauffer à l'ardeur du soleil ; on ne dort plus bien à la belle étoile, il faut chercher un autre toit que le firmament. Un antre, creusé par la nature dans un rocher, offrit à nos premiers parents un premier asile contre les intempéries de l'air.

De nouveaux besoins amenaient ainsi successivement de nouvelles inventions. Adam apprit de la sorte, à ses dépens, qu'il ne devait pas compter uniquement sur la Providence ; mais que, à force d'essayer, de réfléchir, de s'industrier, il était capable de trouver des choses fort utiles, des choses dont il n'avait auparavant aucun soupçon. Enfin, j'ignore comment il s'y prit, mais un jour il découvrit le secret le plus admirable, le plus précieux qui soit au monde, l'*art de faire du feu et de le conserver.*

Les Grecs, ce peuple artiste et enthousiaste, voulant peindre leur admiration pour cette immortelle découverte, feignirent que Prométhée l'avait dérobée au ciel, et que Jupiter, jaloux d'un tel larcin, avait condamné l'audacieux larron à un supplice sans fin. En revanche, quelle joie, quel ravissement dut éprouver le premier couple humain qui sentit pour la première fois cette chaleur bienfaisante, cette clarté artificielle que la flamme projetait dans toute sa grotte. Il fut tenté sans doute d'y plonger la main pour la saisir, comme font les tout petits enfants quand on approche d'eux une bougie allumée ; mais une douleur subite et cuisante l'avertit qu'il ne faut pas jouer avec le feu. Il eut beau retirer sa main, la douleur n'en persista pas moins quelque temps encore, et il put juger par cette épreuve qu'il ne suffit pas toujours de supprimer la cause pour que l'effet cesse à l'instant. L'axiome médical, *sublata causa tollitur effectus*, comporte donc, lui aussi, de nombreuses exceptions.

Je n'ai pas besoin d'avertir le lecteur que ce couple élu, dont la durée se prolonge indéfiniment, et qui compte chacune de ses journées par quelque invention, figure à nos yeux le genre humain, qui, en effet, ne meurt point, et qui compte chacune de ses étapes à travers les siècles par quelque nouveau progrès.

Le premier couple humain, ainsi considéré (soit dit sans rien préjuger sur la question de l'unité ou de la pluralité des races), ce premier couple, dis-je, eut une postérité nombreuse qui s'est répandue de proche en proche sur toute la terre, sous tous les climats. Celle-ci a rencontré sur sa route des animaux de mille espèces : les uns, doux et caressants, qu'elle a su apprivoiser; les autres, féroces, carnassiers, qu'elle a été obligée de combattre sans relâche. Mais quoique l'homme, dans ces temps primitifs, fût plus vigoureux, plus alerte qu'aujourd'hui, quoiqu'il fût capable de nager comme un poisson, de grimper comme un singe, il n'aurait pu se défendre contre tant d'ennemis, ni assurer son existence, s'il n'était parvenu par son industrie à se créer des armes, à façonner le bois, la pierre, les métaux en instruments pour son usage.

Parmi les fruits qui naissaient et mûrissaient spontanément, il s'en trouvait parfois qui, sous une couleur séduisante et un goût trompeur, cachaient un suc délétère. Plus d'un enfant d'Adam fut pris à cette apparence fallacieuse et paya cher son imprudence. On sentit la nécessité de distinguer à des signes certains les plantes et les fruits les uns des autres.

Enfin, la race humaine, se multipliant de plus en plus, il arriva un moment où les produits naturels de certaines contrées devinrent insuffisants pour nourrir leurs habitants. Il fallut inventer des moyens d'accroître ces produits, de les varier, d'en créer de nouveaux. C'est ainsi que, poussé par des besoins sans cesse renaissants, l'homme inventa l'agriculture, dompta les animaux, les associa à ses travaux, se nourrit de leur lait, de leur chair, et contraignit ceux qu'il ne put assujettir à s'éloigner de sa demeure. En un mot, il jeta d'abord les fondements des arts indispensables au soutien de sa vie ; puis, rassuré du côté des choses de première nécessité, il conquit assez de loisir et de sécurité pour se livrer à la culture des sciences et de certains arts d'agrément.

Quel espace de temps s'écoula-t-il avant qu'il eût atteint ce degré de perfection ? — Nul ne le sait.

Quelles facultés déploya-t-il pour y arriver ? — L'observation et la mémoire, qui forment l'expérience, la réflexion ou le raisonnement qui abstrait, généralise les notions fournies par les précédentes facultés.

§ IV. — Deuxième période ou période empiri-théologique.

Durant l'espace de temps que nous venons d'esquisser, les connaissances acquises, les procédés industriels et artistiques se transmettaient d'âge en âge, de génération en génération par la parole ; mais, lorsque ces connaissances et ces procédés se furent accrus au point que la mémoire ne fut plus capable de les retenir fidèlement, on éprouva le besoin de les conserver par quelque moyen plus stable ; on fut conduit à inventer d'abord l'écriture symbolique ou hiéroglyphique, ensuite l'écriture alphabétique ou phonétique.

Du jour où un peuple fut arrivé à ce haut degré de civilisation, le trésor de ses connaissances devint impérissable, à moins d'un bouleversement ou d'une immense catastrophe. Dès lors aussi, ce trésor alla grossissant outre mesure : on ne se borna plus à y insérer les procédés artistiques et industriels, les notions scientifiques ; on y consigna encore les événements mémorables, avec les dates, les noms des principaux personnages qui y avaient concouru, et une foule d'autres détails. Ainsi commencèrent les chroniques écrites, les annales des nations. Alors, des hommes qui n'avaient pas à s'inquiéter du soin de leur subsistance consacrèrent leur loisir à la formation et à la conservation de ces archives ; ils devinrent dépositaires de tout le savoir de leur nation ; s'acquirent un ascendant extraordinaire ; et, peu à peu, formèrent des castes ou classes séparées du reste de leurs concitoyens.

Ceux d'entre eux qui, dans la suite, se signalèrent par de grandes inventions, par des travaux ou des faits extraordinaires, furent regardés comme étant d'une nature supérieure. La classe savante ou sacerdotale, soit qu'elle partageât le préjugé commun, soit par intérêt de caste, leur consacra un culte, et s'efforça d'entretenir les superstitions des masses, superstitions dont elle retirait d'immenses bénéfices sous tous les rapports. La médecine fut une des branches que cette caste exploita le plus fructueusement. Alors, une foule de maladies furent censées n'avoir pas une origine naturelle, mais provenir directement de la vindicte céleste, surtout les maladies nommées épidémiques qui, sévissant à la fois sur un grand nombre de personnes, frappaient les populations de terreurs superstitieuses. Pour les guérir ou les faire cesser, les moyens naturels ne parurent plus suffisants ; il fallut avoir recours aux invocations, aux offrandes, aux immolations de victimes, quelquefois même de victimes humaines. Tel est l'état où nous trouvons la médecine au commencement de l'histoire de presque tous les peuples. On lui a donné le nom de médecine *empirithéurgique* ou *empirithéologique*.

Nous ne possédons, relativement à cette période historique, que des fragments épars, des recueils confus dans lesquels on a bien de la peine à dégager quelques parcelles de vérité noyées dans un océan de légendes ou de fables. Les extraits que j'en pourrais mettre sous les yeux du lecteur n'offriraient qu'un intérêt de pure curiosité et retarderaient notre marche vers le but spécial que je me suis proposé, *la recherche d'une théorie médicale, vraie dans les temps passés, non moins vraie dans le temps présent, d'où l'on puisse déduire une doctrine philosophique complète.*

Je me contente d'indiquer ici quelques-unes des principales sources où l'on peut puiser des renseignements sur l'histoire de la médecine durant cette période, chez les nations les plus célèbres par leur antiquité.

Médecine des Chinois. — Voyez : 1° *la Description et l'histoire de la Chine,* par le Père du Holde.

2° *Fragments de la médecine chinoise,* traduits en latin par le Père Michel Boyn et publiés par Cleyer.

Dissertations sur la médecine des Chinois, par Remusat, Paris, 1813 ; par Le Page, Paris, 1815.

3° Plus particulièrement, *la Médecine chez les Chinois,* par le capitaine Dabry, Paris, 1863.

Médecine indienne ou mieux *hindoue.* — 1° Raynal, *Histoire philosophique et politique des établissements et du commerce des Européens dans les deux Indes*, tome I, 1781; de la page 57 à 113. Peu de chose.

2° Hessler, *Susrutas ayurvedas, id est, medicinæ systema a venerabili d'hanvantare demonstratum, a susrutas compositum.* Erlangæ, 1844.

3° Docteur Dawis, *Commentary on the hindou system of medecine. London*, 1860. Ouvrage intéressant sous plus d'un rapport, où l'on trouve les renseignements les plus précis.

Médecine des Egyptiens, des Hébreux et des Grecs. — 1° Houdart, *Etudes historiques et critiques sur la vie et la doctrine d'Hippocrate, et sur l'état de la médecine avant lui*, Paris, 1840;

2° Daniel Leclerc, *Histoire de la médecine*, première partie, livre Ier;

3° Tous les autres historiens de la médecine.

L'organisation sociale par castes ou familles privilégiées avait été, dès l'origine, favorable au progrès industriel et scientifique; mais elle devint, par la suite, une cause d'oppression pour les classes infimes, et de stagnation pour la science et les arts. La nation hellénique fut la première où cette séquestration des habitants d'un même pays en classes séparées les unes des autres s'effaça plus ou moins complétement, où la liberté individuelle et professionnelle s'établit, où l'accès aux plus hauts emplois, ouvert à tous les citoyens, devint un puissant motif d'émulation, où la science enfin se vulgarisa.

Cette révolution ne s'opéra pas en même temps, ni subitement, dans tous les territoires habités par la race hellénique; mais elle apparaît en quelque sorte accomplie dans la plupart des îles et des cités qu'elle occupait sur le littoral de la Méditerranée, vers l'époque où la société fondée par Pythagore dans le midi de la Péninsule italique fut dissoute; époque mémorable à plus d'un titre; car elle coïncide avec l'enseignement de Confucius en Chine, avec celui de Boudda chez les Hindous et celui de Zoroastre parmi les Perses, aux environs de l'an 500e avant Jésus-Christ.

Grâce à cette heureuse révolution, ainsi qu'à l'usage d'une langue merveilleusement organisée, la nation hellénique s'éleva rapidement au-dessus de toutes les autres, et devint, pour une longue suite de siècles, le modèle de la civilisation, le foyer de la science, de l'industrie, du commerce et des arts.

La société pythagoricienne ayant été dissoute, ses membres se dispersèrent dans différentes villes de l'Italie et de la Grèce. La plupart d'entre eux n'étant plus retenus par le lien social, révélèrent la doctrine secrète de leur maître; ils allaient d'un lieu dans un autre, enseignant et exerçant publiquement la médecine; ce sont eux qui ont été désignés pour la première fois sous la dénomination de médecins *périodentes*, qui veut dire médecins voyageurs ou ambulants. Plusieurs s'acquirent une grande réputation et ont laissé un nom dans l'histoire de la médecine : entre autres Empédocle, qu'on regarde comme l'auteur ou le propagateur du système des quatre éléments; Acron, auquel les empiriques font remonter la première idée de leur système. Les prêtres d'Esculape, qui avaient eu jusqu'alors le monopole de la science médicale proprement dite, furent contraints d'exposer aussi leur doctrine au grand jour, pour soutenir la concurrence que leur faisaient les périodentes. Déjà, avant ceux-ci, les philosophes, tels que Bias, Thalès, Anaximène, Démocrite et autres, avaient donné l'exemple d'un enseignement vulgarisé. Ainsi s'ouvre pour l'histoire de la médecine une nouvelle période dont il nous reste des fragments précieux.

§ V. — Hippocrate. — Période philosophique.

I. A l'époque où nous sommes arrivés, la profession médicale était exercée par trois ordres de praticiens. Au premier rang se trouvaient les *Asclépiades,* descendants ou prêtres d'Esculape, qui donnaient leurs consultations et leurs soins dans l'enceinte des temples, en présence de disciples choisis. Les plus célèbres, au temps dont nous parlons, étaient les Asclépiades de Cnide, de Cos et de Pergame. Venaient ensuite au second rang, pour la considération, les directeurs des gymnases, les périodentes, les philosophes. Enfin, dans un rang beaucoup inférieur, il faut placer les pharmacopoles, espèce d'herboristes ou d'apothicaires tenant officine, donnant des conseils et faisant de petits pansements; les latraleptes, les baigneurs, etc.

Hippocrate naquit dans l'île de Cos, vers l'an 460 avant Jésus-Christ. Il appartenait à une de ces familles sacerdotales qui prétendaient descendre d'Esculape, et reçut au sein même de sa famille l'éducation médicale la plus complète de son temps. Ensuite il voyagea beaucoup, tant pour s'instruire que pour exercer son art. Il nomme dans ses écrits plusieurs des villes qu'il a visitées dans l'Asie-Mineure, la Thrace, la Macédoine, la Thessalie, ainsi que des malades qu'il a eu occasion d'y traiter. Riche des nombreux matériaux que lui avaient légués ses ancètres et de ceux qu'il devait à sa propre expérience, il composa plusieurs ouvrages qui ont eu un grand retentissement dans l'antiquité, mais qui ne nous sont parvenus que mutilés, interpolés, confondus avec d'autres productions apocryphes, et dont le triage, l'épuration ont exercé la patience, la sagacité de savants médecins, d'érudits, de philologues anciens et modernes. De nos jours encore, M. Littré a consacré vingt-trois ans d'une vie studieuse à cette œuvre de bénédictin; et, s'il n'a pu réussir à lever tous les doutes, toutes les obscurités, il a du moins élevé à la médecine antique un monument que je crois impérissable (1).

II. Philosophie d'Hippocrate. — 1° L'idée que certaines maladies provenaient d'une infliction divine était commune au temps où écrivait le médecin de Cos; mais, quoique issu de race sacerdotale, il n'hésite pas à combattre cette superstition. « Pour moi, dit-il à propos d'une affection singulière dont les Scythes étaient affligés, je pense que cette maladie vient de la Divinité comme toutes les maladies, qu'aucune n'est plus divine ou plus humaine que l'autre, mais que toutes sont semblables et toutes sont divines. Chaque maladie a, comme celle-là, une cause naturelle, et sans cause naturelle aucune ne se produit (2). » Dans le Traité de l'Epilepsie, appelée la *maladie sacrée,* il réfute plus vigoureusement encore cette erreur et blâme sévèrement les pratiques bizarres qu'on avait coutume de mettre en usage contre cette maladie. « Ceux, dit-il, qui les premiers ont sanctifié cette maladie, furent, à mon avis, ce que sont aujourd'hui les mages, les expiateurs, les charlatans, les imposteurs, tous gens qui prennent des semblants de piété et de science supérieure. Jetant donc la Divinité comme un manteau et un prétexte qui abritassent leur impuissance à procurer chose qui fût utile, ces

(1) Œuvres complètes d'Hippocrate, traduction nouvelle avec texte en regard. — Dernier coup d'œil, § XVII, *Conclusion,* tome X, page 52. Paris, 1861.

(2) *Des airs, des eaux et des lieux,* § XXII, tome II, page 77.

gens, afin que leur ignorance ne devînt pas manifeste, prétendirent que cette maladie était sacrée. A l'aide de raisonnements appropriés, ils arrangèrent un traitement où tout était sûr pour eux, prescrivant des expiations et des incantations, défendant les bains et divers aliments peu convenables à des malades (1). »

2° La plupart des philosophes se flattaient d'expliquer la nature physique de l'homme et les causes des maladies par des spéculations sur l'origine des choses et sur les éléments dont chaque être est composé. Hippocrate combat cette prétention : « Tous ceux, dit-il, qui, de vive voix ou par écrit, ont essayé de traiter de la médecine, se créant à eux-mêmes, comme base de leurs raisonnements, l'hypothèse ou du chaud ou du froid, ou du sec ou de l'humide, ou de tout autre agent de leur choix, simplifient les choses et attribuent chez les hommes les maladies et la mort à un seul ou à deux de ces agents comme à une cause première et toujours la même; mais ils se trompent évidemment dans plusieurs des points qu'ils soutiennent... La médecine est, dès longtemps, en possession d'un principe et d'une méthode qu'elle a trouvés : avec ces guides, de nombreuses et excellentes découvertes ont été faites dans le long cours des siècles, et le reste se découvrira, si des hommes capables, instruits des découvertes anciennes, les prennent pour point de départ de leurs recherches (2). »

Le principe et la méthode que l'auteur recommande dans toute la suite de ce Traité ne sont autres que l'observation attentive du bien et du mal que chacun de nous éprouve par l'action des choses avec lesquelles il est en rapport, au dehors comme au dedans, et particulièrement par l'action des aliments. Il y joint aussi quelques considérations succinctes sur la conformation des organes.

En définitive, la doctrine philosophique d'Hippocrate tend à démontrer l'incompétence des prêtres et des philosophes à s'ingérer dans l'exercice de la médecine, à discourir sur la nature de l'homme et des maladies.

III. Anatomie et Physiologie. — Les connaissances d'Hippocrate sur ces deux branches de la science de l'homme étaient peu de chose, si on les compare à celles des médecins qui ont vécu plusieurs siècles après lui, et en particulier à celles de Galien ; mais relativement aux lumières de ses contemporains, elles étaient sans égales ; ce qui explique la grande autorité dont il a joui de son vivant et parmi ses successeurs immédiats, comme il résulte des témoignages de Platon, d'Aristote et autres (3).

L'axiome fondamental de la physiologie d'Hippocrate, axiome qu'on retrouve plus ou moins explicitement dans tous ses écrits et que la postérité lui a unanimement attribué, le voici : « Il existe chez l'homme, ou mieux chez tout être vivant, un principe, une force inconnue (chaleur innée, force vitale, etc.) qui, présente dans toutes les parties du corps, concourt à la production de tous les phénomènes, avec tendance vers un but. » C'est là un axiome admis généralement et qui constitue à nos yeux la caractéristique qui sépare réellement les deux règnes de la nature, l'organisé de l'inorganique.

IV. Pathologie. — Dans la médecine antique, un premier point à considérer est l'opinion

(1) *De la maladie sacrée*, § I, tome VI, page 355.
(2) *De l'ancienne médecine*, § I, II, tome I, page 571. — Voyez aussi le § XX du même livre.
(3) M. Littré, Introduction, chap. IV.

sur les causes des maladies. Hippocrate en reconnaît de deux ordres : les unes sont extérieures, occasionnelles, *procatartiques ;* les autres sont intérieures, organiques, *occultes.*

Premier ordre de causes : « A part l'influence de la chaleur innée et des âges, dit M. Littré, influence dont l'admission est une preuve qu'Hippocrate n'était pas étranger aux doctrines qui comparaient l'homme au monde, le *microcosme* au *macrocosme*, il est clair que son étiologie est toute dans l'étude des causes extérieures, comme nous verrons plus loin que sa pathologie est toute dans l'action des humeurs nuisibles. Ce qu'Hippocrate savait le mieux, c'étaient les effets produits sur le corps par l'alimentation, le genre de vie et d'habitation ; ce qu'il savait le moins, c'était le mécanisme des fonctions. De là le caractère de son étiologie tournée toute vers le dehors. Il a dit que, pour embrasser la médecine dans sa généralité, il faut étudier l'action de tous les aliments, de tout le genre de vie, de tout ce qui entoure l'homme ; c'est certainement un des plus grands programmes de l'étiologie qui aient été tracés et une des indications les plus profondes qui aient été données à la médecine. Ce programme, qui ne laisse en dehors que le mouvement et le développement spontané de la vie, s'est résumé pour Hippocrate dans l'étiologie que je viens d'exposer (1). »

Deuxième ordre de causes : « La médecine a souvent cherché le moyen organique par lequel la cause véritable ou prétendue produisait la maladie. En cela, Hippocrate n'a pas échappé à l'influence des doctrines qui l'avaient précédé et qui régnaient de son temps. Déjà avant lui, Anaxagore avait attribué les maladies à la bile ; Hippocrate les attribue aux qualités des humeurs et aux inégalités de leurs mélanges. La pathologie des humeurs a dû nécessairement précéder celle des solides ; car longtemps avant de voir que les poumons étaient hépatisés dans la pneumonie, et la plèvre couverte de fausses membranes dans la pleurésie, on s'était aperçu des modifications qu'éprouvaient dans les maladies l'urine, la sueur, l'expectoration et les excrétions alvines. Cependant Hippocrate, dans le Traité de *l'ancienne médecine*, admet, à côté de l'action des humeurs, celle de la forme et de la disposition des organes (σχήματα). Cette vue a été peu suivie, même par lui, et la théorie humorale prédomine toujours (2). »

V. Théorie pathogénique. — « Suivant Hippocrate, la santé est due au mélange régulier des humeurs, ce qu'il appelle *crase ;* et la maladie procède du dérangement de la crase des humeurs. A cette opinion se rattache une doctrine qui est un des pivots de la médecine hippocratique. Cette doctrine est celle de la coction. Il faut l'expliquer avec quelque détail. Elle tient incontestablement à une autre théorie, celle de la chaleur innée ; elles sont une conséquence l'une de l'autre ; mais elles n'en sont pas moins appuyées l'une et l'autre sur l'observation des phénomènes physiques : la chaleur innée, sur ce fait que le corps vivant a une température qui lui est propre ; la coction, sur cet autre fait que certaines humeurs, à mesure que la maladie marche vers sa terminaison, se modifient, s'épaississent, changent de couleur, toutes altérations qui coïncident avec l'amélioration (3).

« La coction, considérée en elle-même, offre trois points principaux : en premier lieu, elle

(1) Introduction, chap. XIII, tome I, page 441, à la dernière ligne.
(2) *Ibidem*, page 446.
(3) Introduction, page 446.

s'appuie sur une donnée certainement trop générale, à savoir que toute maladie est causée par une humeur nuisible. En second lieu, là où les anciens l'ont vue, c'est-à-dire là où une humeur s'écoulant subit diverses altérations de consistance et de couleur, elle n'est qu'un fait concomitant de la résolution qui s'opère dans les parties ou l'organisme. En troisième lieu, le système de coction a été, par voie d'assimilation, étendu à plusieurs maladies où ce travail était reculé loin des yeux de l'observateur; par exemple, dans les fièvres continues. Il faut dire ici, de la manière la plus générale, que la question n'est pas jugée, et que, dans la plupart des affections où l'on revient à l'altération des humeurs, dans celles qui sont produites par l'introduction de principes virulents ou délétères, les phénomènes pathologiques présentent un certain développement qui autorise la coction hippocratique, ou du moins l'idée d'un travail d'élimination qui y est comprise.

« La coction des humeurs en prépare l'expulsion. Les efforts pour cette expulsion reçurent un nom particulier dans la médecine grecque; ils s'appelèrent *crise*. Différentes voies y sont ouvertes; les plus communes sont les voies de la sueur, de l'urine, des excrétions alvines, des vomissements et de l'expectoration.

« Un autre mode de crise est signalé souvent par Hippocrate : c'est le dépôt (ἀπόστασις). La théorie du dépôt est essentiellement liée à celle des autres crises et n'en est qu'une extension. Quand la matière morbifique n'a pas trouvé une issue convenable, la nature la porte et la fixe sur un point particulier. Le dépôt n'est pas toujours un abcès : c'est tantôt une inflammation extérieure, telle qu'un érysipèle, tantôt la tuméfaction d'une articulation, tantôt la gangrène d'une partie. De là cette distinction, obscure au premier coup d'œil, mais réelle, des maladies qui sont un vrai dépôt et qui amènent une amélioration, et de celles qui ne sont un dépôt qu'en apparence et qui ne jouent aucun rôle dans la solution de la maladie (1).

« La doctrine des jours critiques est le complément de celle des crises : suivant les anciens médecins, les crises ne surviennent pas à des époques indéterminées de la maladie; le temps de celles-ci est réglé; les phénomènes qu'elles présentent sont assujettis à un ordre, et certains jours sont, suivant le malade, la maladie, les saisons, affectés aux efforts critiques de la nature. Hippocrate a adopté cette doctrine; il a signalé les jours qui lui ont paru importants à observer, ce qui les retarde ou les accélère, ce qu'indique leur régularité, ce qu'annonce leur irrégularité, et le danger des jours critiques *qui ne jugent pas.*— Des considérations générales sur les causes des maladies, de la théorie sur les humeurs, sur leur coction, sur les crises et sur les jours critiques, résultait une manière toute différente de la nôtre de juger du malade et de la maladie. C'est ce que l'époque d'Hippocrate appelait la *prognose* (2). »

VI. Thérapeutique. — « De la thérapeutique d'Hippocrate nous ne possédons que le livre sur le *régime dans les maladies aiguës*. Là encore c'est l'idée de coction, de crise, c'est la considération de l'état général, ou, en d'autres termes, c'est la *prognose* qui enseigne quand et comment on doit se servir, soit du régime alimentaire, soit des exercices, soit des remèdes pour traiter les maladies. Elle contient la formule générale, c'est-à-dire la formule de toutes les indications qui font que le praticien n'emploie ni au hasard, ni sans un but déterminé les

(1) Introduction, page 449.
(1) Introduction, page 451.

moyens qu'il a à sa disposition. Une thérapeutique ainsi fondée cherche à se rendre compte du motif qui la fait agir, du résultat qu'elle veut atteindre, du moment qu'il importe de choisir, de la crise qu'il faut seconder ou limiter (1). »

VII. RÉSUMÉ ET APPRÉCIATION GÉNÉRALE DE LA DOCTRINE HIPPOCRATIQUE. — « Le médecin de Cos expose, dans son *pronostic*, les communautés des maladies, c'est-à-dire la valeur de l'état général du malade ; dans ses *épidémies*, il retrace ce qu'il a observé, c'est-à-dire ces communautés mêmes ; dans son livre du *régime dans les maladies aiguës*, il apprécie la thérapeutique d'après la règle qu'il a exposée dans le *pronostic*, et suivie dans les *épidémies*. Le Traité de l'*ancienne médecine* combat les hypothèses, en appelle uniquement aux faits observés, et déclare que le corps vivant doit, pour être connu, être étudié dans ses rapports avec ce qui l'entoure. Voilà donc toute la doctrine d'Hippocrate exposée dans ses livres mêmes. Sa méthode est expérimentale, sa théorie médicale repose sur l'idée du développement régulier et des communautés des maladies ; enfin, ce que j'appellerai sa philosophie ou sa métaphysique consiste dans l'idée qu'il se fait du corps vivant, lequel, suivant lui, subsiste par ses rapports et doit être étudié dans ses rapports avec le reste des choses. Cette pensée du médecin grec, complétement opposée à celle des philosophes contemporains, qui cherchaient à connaître le corps vivant en soi, est essentiellement relative à l'hygiène et à la pathologie. Elle fut sans doute le fruit de ses vastes connaissances dans ces deux branches de la médecine ; mais, en retour, elle lui fit comprendre l'impuissance et le vide de l'hypothèse, et il put proclamer dans le livre de l'*ancienne médecine* qu'il n'y avait pour l'avancement de cette science qu'une voie, et que cette voie était celle du raisonnement fondé sur l'expérience (2). »

La doctrine d'Hippocrate, telle qu'elle est ici présentée, constitue une physiopathologie très-bien ordonnée et suivie de préceptes thérapeutiques parfaitement déduits. Elle devait satisfaire pleinement les philosophes, et nous ne sommes point surpris de l'approbation générale qu'elle obtint ; car elle est encore belle aujourd'hui, après les conquêtes de la science moderne. Mais une telle doctrine, sans une nosographie qui la complète ou la précède, laisse beaucoup à désirer pour le praticien. Il ne faut pas un long exercice de la médecine pour s'apercevoir que de telles généralités laissent souvent dans l'embarras au lit des malades. Cette lacune existe dans l'enseignement de l'école de Cos, ainsi qu'on le verra aux paragraphes qui suivent celui des successeurs immédiats d'Hippocrate.

§ VI. — ÉCOLE DOGMATIQUE.

Les successeurs immédiats d'Hippocrate ne gardèrent pas longtemps intacte la doctrine du maître. Ils oublièrent bien vite la recommandation expresse qu'il avait faite de s'en tenir à l'expérience et d'éviter la méthode des philosophes qui prétendaient expliquer tous les phénomènes de la nature, et ceux du corps humain en particulier, par la considération d'un ou de plusieurs éléments qu'ils établissaient hypothétiquement comme base de toutes les modifications, de toutes les propriétés des corps.

(1) Introduction, page 461.
(2) Introduction, page 463.

Platon et Aristote, ces deux princes de la philosophie grecque, quoique très-divisés d'opinion sur beaucoup de points, s'accordaient pour admettre dans la constitution de toutes les substances la présence de quatre éléments diversement combinés : le feu, l'air, la terre et l'eau. Il faut dire, à la justification de ces philosophes, que la théorie des quatre éléments et des quatre qualités élémentaires correspondantes, le chaud, le froid, le sec et l'humide, n'était pas complétement imaginaire ; qu'elle reposait sur l'observation, une observation superficielle à la vérité, mais réelle. En effet, tous les objets de la nature, quels qu'ils soient, ne frappent nos sens que sous quatre formes générales : la forme ignée ou éthérée, la forme aérienne ou vaporeuse , la liquide et la solide. D'après cette considération, on fut porté à regarder chaque objet sensible comme formé par la combinaison des quatre éléments unis en des proportions diverses. Dans les solides, l'élément terreux était censé dominer ; dans les liquides, l'élément aqueux ; dans l'air et les vapeurs, l'élément aérien ; dans la flamme, l'élément igné ou éthéré. L'observation vulgaire de quelques phénomènes physiques prêtait encore à cette théorie une apparence de réalité. Ainsi, un auteur hippocratique fait remarquer que l'eau passe de l'état liquide à l'état de vapeur ou aérien et à l'état solide, sans changer de nature ; que le bois vert en combustion laisse suinter de l'eau, exhale de la fumée ou vapeur, dépose de la cendre, élément terrestre, produit de la flamme, de la chaleur, élément igné.

Partant de ces principes, les dogmatistes considérèrent les quatre humeurs organiques admises par Hippocrate, le sang, les deux biles et la pituite comme résultant chacune de combinaisons diverses des quatre éléments primordiaux. Sur cette base, ils élevèrent un système physio-pathologique qu'ils jugeaient n'être qu'un prolongement de celui d'Hippocrate, un progrès dans l'interprétation des phénomènes intimes de l'économie vivante.

Physio-pathologie. — On lit dans un de leurs livres : « Le corps de l'homme a en lui le sang, la pituite, la bile jaune et noire ; c'est là ce qui constitue la nature et qui crée la maladie et la santé. Il y a essentiellement santé quand ces principes sont dans un juste rapport de crase, de force et de quantité, et que le mélange en est parfait. Il y a maladie quand un de ces principes est en défaut ou soit en excès, ou bien que, s'isolant dans le corps, il n'est pas combiné avec tout le reste. Nécessairement, en effet, quand un de ces principes s'isole et cesse de se subordonner, non-seulement le lieu qu'il a quitté s'affecte, mais celui où il s'épanche s'engorge et cause douleur et travail. Si quelque humeur flue hors du corps plus que ne le veut la surabondance, cette évacuation engendre la souffrance. Si, au contraire, c'est en dedans que se font l'évacuation, la métastase, la séparation des autres humeurs, on a fort à craindre, suivant ce qui a été dit, une double souffrance, savoir au lieu quitté et au lieu engorgé (1).

« La pituite augmente chez l'homme pendant l'hiver ; car, étant la plus froide de toutes les humeurs du corps, c'est elle qui est la plus conforme à cette saison.... L'influence de l'hiver sur l'augmentation de la pituite dans le corps, vous la reconnaîtrez aux signes suivants : c'est dans cette saison qu'on crache et qu'on mouche le plus de pituite et que surviennent de préférence les leucophlegmasies et les autres maladies pituiteuses. Au printemps, la pituite conserve encore de la puissance et le sang s'accroît ; le froid se relâche, les pluies surviennent, et le sang prévaut sous l'influence de l'eau qui tombe et des journées qui s'échauffent ; ce sont

(1) *Traité de la nature de l'homme*, § 4, t. VI, page 39.

les conditions de l'année qui sont le plus conformes à sa nature, car le printemps est humide et chaud.... En été, le sang a encore de la force, mais la bile se met en mouvement dans le corps, et elle se fait sentir jusque dans l'automne. Le sang diminue dans cette dernière saison, qui lui est contraire, mais la bile domine dans le corps en été et en automne. Vous en aurez pour preuve les vomissements spontanés de bile qui se font à cette époque, les évacuations éminemment bilieuses que provoquent les cathartiques, et aussi le caractère des fièvres, la coloration de la peau.... Le sang est au minimum en automne, saison sèche et qui déjà commence à refroidir le corps humain. C'est alors que la bile noire abonde et prédomine (1). »

Cette théorie règne dans un grand nombre de livres de la collection hippocratique, et c'est d'elle que leurs auteurs déduisent les règles de pronostic, de régime, de traitement, etc. Elle n'est du reste, comme il a été dit, qu'un prolongement, une exagération de la doctrine d'Hippocrate en ce que celle-ci avait d'hypothétique.

§ VII. — Secte empirique.

Si l'on voulait remonter jusqu'à l'origine première de l'empirisme, il faudrait remonter à l'origine même de la médecine ; car celle-ci ne consista longtemps, comme nous l'avons vu, qu'en l'emploi, dans un cas présent de maladie, du remède qui avait guéri ou paru guérir dans un cas antérieur jugé pareil. Or, c'est là ce qui constitue essentiellement l'*empirisme* ; mais la *secte empirique* proprement dite n'eut d'existence que quand l'empirisme se fut constitué systématiquement et eut proclamé ses procédés logiques en opposition avec le dogmatisme.

Hérophile et Erasistrate, les deux plus grands anatomistes de l'antiquité, avaient étudié longtemps la médecine, sous les Asclépiades de Cos, avant d'être appelés à Alexandrie par le premier des Ptolémées, fondateur d'une École ou, pour mieux dire, d'une Académie sous le nom de *Museon*. Les dissections des cadavres humains, auxquelles ils se livrèrent avec un zèle et une habileté remarquables, leur firent découvrir beaucoup d'erreurs dans les traditions anatomiques de leurs maîtres. Néanmoins, ils n'attaquèrent point le fond de la doctrine de Cos ; ils se contentèrent d'en élaguer quelques imperfections de détail.

Mais leurs successeurs, Philinus de Cos, Sérapion d'Alexandrie ne gardèrent pas le même ménagement. Ils s'attaquèrent aux principes mêmes de l'école dogmatique, et prétendirent que tout ce qu'on affirmait touchant les éléments et les qualités élémentaires, les humeurs, la coction, les crises, les jours critiques, les causes prochaines appelées aussi occultes, tout cela était faux, imaginaire, et surtout ne pouvait devenir d'aucun usage dans la pratique.

Ceux-ci rangèrent toute la science médicale sous trois chefs ou chapitres, qui constituent ce qu'on appela le *trépied empirique*.

Le premier de ces chefs était l'*autopsie*, autrement dite l'observation personnelle, la clinique. Ils traçaient dans ce chapitre des règles excellentes pour l'observation exacte des maladies.

Le second chef était nommé l'*histoire*. Il consistait dans des recueils d'histoires ou d'observations cliniques. C'était, à proprement parler, le Code, le *vade mecum* du médecin. Les cory-

(1) *Traité de la nature de l'homme*, § 7, t. VI, page 47. — Voyez en sus les *Traités de la génération*, de la *nature de l'enfant*, du *régime des gens bien portants*, du *régime* (le premier livre excepté), de l'*aliment*, des *affections internes*, des *maladies des femmes*, de la *nature de la femme*, de la *maladie sacrée*, des *maladies des jeunes filles*, de la *vue*, des *ulcères*, des *hémorrhoïdes*, des *fistules*.

phées de l'empirisme avaient encore formulé d'excellentes prescriptions, tant pour rédiger que pour collationner ces recueils nosographiques.

Enfin le troisième chef traçait, sous les noms d'*analogisme* et d'*épilogisme*, l'usage qu'on devait faire de ces mêmes recueils dans la pratique médicale ; le degré de confiance qu'on pouvait leur accorder ; les précautions dont on devait s'entourer pour diriger au moyen de ces nosographies un traitement rationnel, c'est-à-dire efficace.

Ce système a été jugé très-diversement dans tous les temps ; et, ce qu'il y a de plus singulier, c'est qu'on a vu maintes fois le même homme (je ne parle ici que d'hommes célèbres dans la science médicale), on a vu, dis-je, le même homme émettre sur ce système et ses adhérents des opinions contradictoires. En voici quelques exemples entre des mille :

« Cette secte, dit Baglivi au sujet des anciens empiriques, bannissant de la médecine toutes les théories et même toute espèce de raisonnement, ne voulait suivre que l'expérience dans la cure des maladies, non une expérience guidée par la raison et par des épreuves multipliées, mais une expérience stupide conduite par le hasard et digne des carrefours... » (*De praxi medicâ*, lib. I, cap. XI, § 6.)

Plus loin, le même auteur tient un tout autre langage : « La secte rationnelle, dit-il, poursuivit de sa haine la secte empirique, la peignant comme vile, indigne d'un esprit cultivé, et bonne tout au plus pour la populace des carrefours. J'approuverais cette conduite si, par empirisme, ils entendaient une manière d'expérimenter stupide, aveugle, non assujettie à des épreuves répétées, non mûrie par la réflexion ; en un mot, ne servant de base qu'à des inductions fausses, à des préceptes monstrueux. Mais je ne penserais pas de même s'ils avaient en vue l'empirisme raisonné, c'est-à-dire l'empirisme savant, fruit de la méthode, non du hasard, dirigé, fécondé par l'intelligence, s'élevant aux plus hautes vérités par l'observation attentive et persévérante des phénomènes sensibles. Un tel empirisme a obtenu de tout temps l'approbation des hommes éclairés, qui se sont efforcés de l'agrandir comme un mode d'acquisition conforme à notre nature. » (*Ibidem*, lib. II, cap. XI, § Ier.)

Voyez la même palinodie dans toutes ou à peu près toutes les histoires de la médecine ; dans l'exposition de la *doctrine médicale de Montpellier*, par Fr. Bérard (p. 47 et 454), dans les deux conférences de Trousseau sur l'empirisme, faites à l'École de médecine de Paris les 18 et 25 mai 1862.

Il y a, dans ces jugements contradictoires portés sur une même doctrine durant tant de siècles, un phénomène psychique curieux qu'il ne suffit pas de signaler, mais dont l'historien doit s'efforcer de découvrir l'origine ; c'est un problème que nous espérons résoudre. En attendant, nous ferons observer que, si les empiriques ont saisi avec une sagacité irréprochable le *criterium* suprême de la médecine, ils n'ont pas compris la nécessité des hypothèses, pour établir dans les nosographies, ces codes médicaux de toutes les époques, un ordre méthodique, une classification qui en facilitât l'usage. Ce fut là un défaut capital qui a pu être une des causes de la perte totale de leurs écrits.

§ VIII. — Du méthodisme.

Asclépiade de Bithynie, qui avait étudié la philosophie à Athènes, vint à Rome vers l'an 150 avant J.-C., dans le dessein d'y enseigner les belles-lettres. Il les professa, en effet, quelque temps avec éclat ; puis il abandonna cette carrière pour la pratique de la médecine. Imbu de la doctrine d'Épicure, dont il avait suivi les leçons, il en déduisit une théorie physique qui joignait au mérite de la simplicité et de la nouveauté celui de flatter les idées philosophiques les plus en vogue à cette époque.

Il enseignait, conformément aux dogmes de Démocrite et d'Épicure, que les éléments ou principes matériels des corps existent de toute éternité ; qu'ils sont incommutables, invisibles, impalpables, et perceptibles seulement à la raison. Ces principes ou atomes sont doués, disait-il, de figures diverses très-variées, et animés d'un mouvement spontané perpétuel, si bien que de leur rencontre fortuite résultent toutes les choses sensibles, tous les phénomènes de l'univers. Une telle cosmogonie pouvait être du goût de ces Romains lettrés et corrompus qui se moquaient de la mythologie païenne et laissaient au vulgaire ignorant les fables du Ténare.

Physiologie, pathologie et thérapeutique générales. — Quoi qu'il en soit, Asclépiade, passant de cette physique universelle à la médecine, prétendait que le corps humain est formé de tissus perméables dans tous les sens, c'est-à-dire percés de trous invisibles, nommés pores, au travers desquels passent et repassent incessamment des atomes de figures et de volumes divers. Il se flattait d'expliquer toutes les fonctions de l'économie humaine : sécrétions, nutrition, sensibilité, douleur, etc., par ce mouvement continuel des atomes. La santé consistait, selon lui, dans l'exacte symétrie des pores avec les atomes ; la maladie, dans leur disproportion. La médecine avait pour but le rétablissement de la concordance entre les pores et les molécules atomistiques. Il excluait de sa théorie toute intervention d'une force vitale ou organique tendant vers un but déterminé, en quoi il se séparait entièrement de la doctrine d'Hippocrate ; il se moquait de l'opinion de ce médecin sur la coction, les crises, les jours critiques, etc. Il appelait sa thérapeutique expectante une *méditation sur la mort*, et n'attendait la guérison des maladies que de l'emploi des moyens curatifs qu'il conseillait.

On ne doit pas s'étonner qu'Asclépiade ait obtenu, outre l'estime de hauts personnages, comme Pompée et Cicéron, une grande popularité; car il ne dédaignait pas les petits artifices pour accroître sa renommée, si ce qu'on raconte de lui est vrai, qu'ayant vu passer un convoi (les morts étaient portés à Rome la face découverte), et croyant reconnaître quelque signe de vie chez le prétendu défunt, il ordonna qu'on le reportât à la maison. Son diagnostic s'étant vérifié, on publia qu'il avait rappelé ce mort à la vie.

Progrès de la méthode. — Thémison de Laodicée fut conduit, par les idées d'Asclépiade, à la vraie formule du méthodisme médical. Après avoir partagé, comme son maître, toutes les maladies en deux classes, sous les noms d'affections aiguës et d'affections chroniques, il divisa chaque classe en trois genres, savoir : le genre *constrictif* ou resserré, le *fluxionnaire* ou relâché, et le *mixte* ou participant un peu de chacun des deux autres ; ce qui avait lieu quand la constriction dominait dans une partie de l'organisme, et la fluxion dans une autre. Il ne fondait pas la distinction de ces genres sur des qualités occultes, sur l'état problématique des pores et des atomes, mais sur des symptômes ou caractères sensibles, évidents, qu'il nommait *communautés*, parce qu'ils sont communs à un certain nombre d'espèces nosologiques, et qu'ils indiquent entre elles un premier degré de communauté, de similitude.

Ainsi, les communautés ou indices du genre constrictif étaient l'enflure, la tension, la dureté des parties, la suppression partielle ou complète de quelque évacuation naturelle, l'inflammation; en un mot tout ce qui annonce ou semble annoncer le resserrement des tissus. Les caractères ou symptômes du genre fluxionnaire étaient la mollesse, l'amoindrissement général du corps ou de quelqu'une de ses parties, l'accroissement des évacuations ordinaires ou l'apparition de quelque évacuation anormale. Enfin, les communautés ou indices du genre mixte consistaient en ce que certaines parties, certains organes, pouvaient offrir des symptômes de constriction, tandis que d'autres en offraient de relâchement.

Thémison avait atteint un âge avancé lorsqu'il mit au jour son plan de réforme médicale, et l'on ignore jusqu'à quel point il le conduisit. On sait que Thessale de Tralles et Soranus d'Éphèse y firent des changements ou des additions, mais on ignore quelle part chacun de ces auteurs a prise dans la confection du système, tous leurs ouvrages ayant été perdus.

Nosographie. — On rangeait : 1° Dans le genre constrictif, entre autres affections aiguës, la phrénésie, l'apoplexie, l'esquinancie, la léthargie, etc. ; entre autres affections chroniques, la céphalalgie, les vertiges, l'épilepsie, etc. ; — faisant observer avec raison que la même affection peut passer de l'état aigu au chronique, et réciproquement ; 2° on rangeait dans le genre fluxionnaire, entre autres, le choléra, l'hématémèse, le flux hémorrhoïdal, etc. ; 3° dans le genre mixte, entre autres la péripneumonie, la pleurésie, la colique, la dysenterie, l'asthme, la paralysie, les catarrhes, etc.

Indications thérapeutiques. — On n'admit d'abord que deux indications curatives essentielles : Relâcher, quand il y a excès de constriction ; resserrer, quand il y a excès de flux ou de relâchement. Tous les moyens de traitement furent compris dans ces deux ordres de convenances : la saignée, les ventouses, les cataplasmes émollients, les boissons tièdes, les laxatifs, les sudorifiques, un air tempéré, le sommeil, l'exercice porté jusqu'à la fatigue, etc., faisaient partie de relâchants ; l'obscurité, l'air frais ou froid, les boissons acidulées, la décoction de coings, le vin rouge pur ou étendu d'eau, le vinaigre étendu d'eau, la solution d'alun, etc., étaient rangés dans la catégorie des astringents.

Ensuite on ajouta une troisième indication curative sous le nom de *prophylactique*. Elle consistait à expulser de l'économie les causes morbigènes persistantes, dont la présence se révèle par des signes sensibles, tels que les poisons, les vers intestinaux et autres parasites, etc.

Enfin tout ce qui réclame l'emploi des instruments ou de la main constituait une branche à part de la science et de l'art de guérir, sous le nom de *chirurgie*, χειρουργία.

Le méthodisme séduisit beaucoup d'esprits à son apparition, parce qu'il rendait l'étude et la pratique de la médecine beaucoup plus faciles. En effet : 1° Il établissait un commencement de classification parmi les tableaux symptomatiques ou les espèces morbides des empiriques, ce qui devenait un grand soulagement pour la mémoire ; 2° il ne tenait aucun compte de la qualité des humeurs et n'avait égard qu'à leur quantité, appréciation beaucoup trop aisée ; 3° il supprimait la recherche des causes, tant de celles qu'on nommait évidentes ou occasionnelles que de celles qu'on nommait occultes ou intimes.

Ainsi, les méthodistes s'en tenaient à quelques généralités superficielles ; négligeaient trop les symptômes différentiels et méconnaissaient l'intervention de la force vitale, de même que celle des causes occasionnelles évidentes. Enfin, ils proscrivaient, comme les empiriques, les dissections des cadavres.

§ IX. — Résumé philosophique de la marche et des progrès de la médecine durant l'espace d'environ cinq siècles, compris entre Pythagore et les premières années de l'ère chrétienne, période que j'ai nommée philosophique.

Hippocrate est le premier qui ait jeté un coup d'œil philosophique sur la science médicale, et il le fit avec une étendue de connaissances, une pénétration et une sûreté de jugement qui ont excité l'admiration des siècles. Remontant par la pensée et par la tradition à l'origine de la médecine, il démontra que cette science était née de l'instinct et du sens commun, qu'elle avait progressé par l'observation de ce qui nuit et de ce qui est utile, c'est-à-dire par l'expérience; et il donna le précepte de suivre la même méthode.

Il professa en physiologie et en pathologie qu'il existe dans l'économie animale une force intrinsèque, appelée de divers noms par la suite et généralement force vitale, laquelle intervient dans tous les phénomènes du corps vivant, avec tendance vers un but déterminé; que l'action de cette force se manifeste surtout par les variations de la chaleur interne, par la fièvre, πυρετος.

En thérapeutique, il se proposait de rétablir l'état normal par l'hygiène principalement, et il a tracé des règles sages concernant le régime, les exercices, l'aération, etc.

Ses successeurs immédiats, éblouis par les spéculations de Platon et d'Aristote sur la formation de l'univers, les éléments ou principes matériels des choses, s'efforcèrent de transporter ces hypothèses dans la physiologie et la pathologie, et prétendirent en déduire les règles de l'hygiène et de la thérapeutique. Tentative vaine, dont l'expérience dévoila bientôt la futilité.

Alors des praticiens recommandables entreprirent de ramener l'art de guérir à sa méthode primitive, qui consiste dans l'observation des maladies et l'expérimentation des remèdes; mais, trop prévenus contre les hypothèses par l'abus qui en avait été fait, ils se flattèrent de les bannir entièrement de l'art de guérir. Nous savons ce qui advint de cette entreprise. Leurs nosographies devinrent des recueils impossibles à consulter, faute d'un ordre méthodique. Aussi, le méthodisme, quoique issu d'une hypothèse physiologique tirée elle-même de la cosmographie épicurienne, le méthodisme constitua un véritable progrès.

Ainsi donc, on peut affirmer qu'à cette date (le premier siècle de l'ère chrétienne), toutes les branches de l'encyclopédie médicale avaient acquis un degré d'évolution qui permettait de les distinguer, de les étudier séparément et de les réunir ensuite par une synthèse rationnelle. Cette grande œuvre philosophique et médicale fut exécutée avec une sûreté de jugement, une étendue de savoir et une sagacité pratique qui ne le cèdent en rien aux qualités analogues du médecin de Cos.

§ X. — Aulus Cornelius Celsus.

On ignore l'époque précise où vivait cet auteur; mais l'opinion la plus accréditée la place vers la fin du règne d'Auguste et le commencement de celui de Tibère. Son style rappelle l'élégance et la pureté des écrivains latins de ce temps-là. Il avait embrassé dans son œuvre entière presque toute l'encyclopédie contemporaine, agriculture, rhétorique, art de la guerre, médecine, etc.; mais, de tant d'écrits, un seul nous est parvenu, celui relatif à l'art de guérir; encore même ne nous est-il arrivé qu'un peu mutilé par la négligence ou l'ignorance des copistes. Néanmoins, tel que nous l'avons, il constitue le plus précieux monument de la science médicale de cette époque.

Négligé, méconnu pendant une série de siècles, ce traité de médecine n'a trouvé de justes appréciateurs qu'en un temps très-rapproché du nôtre; Fabrice d'Acquapendente, un des plus célèbres anatomistes et chirurgiens du XVIe siècle, le dit admirable et digne d'être feuilleté jour et nuit. Boerhaave appelait Celse le premier des anciens et même des modernes pour la chirurgie. Un savant éditeur du XVIIIe siècle, Léonard Targa, a eu le merveilleux courage de consacrer près de 60 ans de sa vie à établir, corriger, épurer le texte de ce livre, ainsi que l'assure M. le docteur des Étangs qui, par l'exactitude et l'élégance de sa traduction, a fait revivre dans notre langue l'auteur latin.

L'ouvrage de Celse est divisé en huit livres. Le premier s'ouvre par une introduction où l'auteur passe en revue l'histoire succincte de la médecine, depuis son origine jusqu'à l'époque où il écrivait. Il cite et adopte le partage que les Grecs avaient fait de cette science en trois branches : la *diététique*, dont l'objet est de guérir par le régime ; la *pharmaceutique*, qui règle l'emploi des médicaments; et la *chirurgie*, qui traite des secours de la main et des instruments. Ensuite, après avoir retracé en détail les discussions auxquelles se livraient de son temps les trois sectes qui se disputaient le gouvernement de la science médicale, il résume le débat en ces termes :

« On a tant écrit sur ces questions, qui parmi les médecins ont été souvent et sont encore l'objet des plus vives controverses, qu'il est utile d'exposer les idées auxquelles nous reconnaissons le plus de vraisemblance. Dans cette manière de voir, on n'adopte exclusivement aucune opinion, de même qu'on n'en rejette aucune d'une manière absolue; mais on conserve un moyen terme entre ces sentiments contraires, et c'est en général le parti que doivent prendre dans les discussions ceux qui cherchent la vérité sans ambition, comme dans le cas présent.

« Il est certain que la médecine, bien qu'elle ne puisse reposer sur les causes occultes et les actions naturelles, est obligée de recourir au raisonnement; car c'est un art conjectural qui, dans bien des cas, est trahi non-seulement par la théorie (la *physio-pathologie*), mais encore par l'expérience. En effet, la fièvre, l'appétit, le sommeil, n'ont pas une manière d'être invariable. Plus rarement, il est vrai, on rencontre des maladies nouvelles; mais il est évident qu'on en rencontre quelquefois... L'analogie n'est pas toujours efficace dans les affections de ce genre; cependant, quand elle peut l'être, c'est encore par un procédé rationnel, qu'après avoir examiné les maladies d'espèce semblable et les remèdes de même nature, on arrive à choisir celui qui convient le mieux au cas qui se présente. Le médecin doit donc, en pareille circonstance, découvrir des moyens de traitement qui, sans être infaillibles, se montrent le plus souvent efficaces.

« Il devra prendre aussi conseil, non des causes cachées, mais de celles que l'exploration peut atteindre, c'est-à-dire des causes évidentes. Car il est important de savoir si c'est la fatigue, la soif, le froid, le chaud, l'insomnie, l'abstinence ou l'excès dans le boire et le manger, ou l'abus des plaisirs qui a donné naissance à la maladie. Il faut connaître, en outre, le tempérament du malade, voir s'il est d'une constitution sèche ou humide, faible ou robuste; s'il est habituellement bien ou mal portant; et si, lorsque sa santé se dérange, ses maladies sont graves ou légères, courtes ou de longue durée; enfin si la vie qu'il mène est remplie par le travail ou le loisir, et si sa nourriture est frugale ou recherchée. C'est sur de semblables investigations qu'on peut fonder souvent un traitement nouveau. » (Celse, *Traité de la médecine*, traduction nouvelle, Paris, M.D.CCC.LIX, p. 7, 1re colonne.)

« Je pense aussi qu'il est à la fois inutile et cruel d'ouvrir des corps vivants, mais qu'il est nécessaire à ceux qui cultivent la science de se livrer à la dissection des cadavres; car ils doivent connaître le siége et la disposition des organes, objets que les cadavres nous représentent plus exactement que l'homme vivant et blessé. Quant aux choses qui ne se révèlent que pendant la vie, l'expérience nous en instruira dans les pansements des blessures, d'une manière plus lente, il est vrai, mais plus conforme à l'humanité. Ces préliminaires établis, *j'exposerai d'abord les règles à suivre pour se maintenir en santé; puis, je parlerai des maladies et de leur traitement.* » (*Ibid.*, p. 11, 1re colonne.)

Telle est, en effet, la progression observée par l'Hippocrate latin dans tout le cours de son ouvrage, et l'on peut juger par elle qu'il subordonnait la science à l'art, la théorie à la pratique, sans dédaigner néanmoins les conjectures physio-pathologiques.

Quant à la nosographie, elle est à peu près nulle en comparaison de celle de nos jours. Le diagnostic de la fièvre et des fièvres y joue le rôle principal, comme dans tous les anciens livres de médecine. La fièvre était pour eux la caractéristique du degré de perturbation de la force vitale, la chirurgie est la partie la plus achevée et celle qui marque un progrès sensible.

Entre Celse et Galien nous ne trouvons aucun ouvrage digne d'être médité au point de vue philosophique. Les écrits d'Arêtée et de Cœlius Aurelianus, très-précieux sous le rapport de la pratique et de l'histoire de l'art, ne nous offrent aucune idée philosophique nouvelle. Ce sont des traités de nosographie rédigés dans un esprit d'éclectisme plus ou moins éclairé. Ces deux écrivains ont partagé leur sujet de la même manière : ils le divisent en huit livres, dont les quatre premiers sont consacrés à la description et au traitement des maladies aiguës; et les quatre suivants renferment la description et la cure des affections chroniques. C. Aurelianus entremêle ses discours de dissertations théoriques et historiques parfois un peu prolixes; tandis qu'Arêtée va droit au but, sans ralentir sa marche par des digressions. L'ouvrage de celui-ci, écrit en grec, d'un style élégant, concis et pittoresque, a valu à son auteur le surnom de grand peintre des maladies. L'ouvrage de Cœlius, au contraire, est écrit en mauvais latin, entremêlé de barbarismes.

§ XI. — Galien.

Biographie. — Claude Galien naquit vers l'année 130e de l'ère chrétienne, à Pergame, ville de l'Asie Mineure, renommée à cette époque par son temple d'Esculape et par une bibliothèque qui ne le cédait en richesses qu'à celle d'Alexandrie. Son père, homme très-érudit et membre du Sénat de cette cité, fut son premier instituteur; ensuite il lui donna des maîtres dans toute sorte de sciences et d'arts. Le jeune Galien profita de leurs leçons avec un tel succès que, dès l'âge de 17 ans, il était en état de disputer avec les plus habiles sur la grammaire, l'histoire, les mathématiques, la philosophie. Ce fut alors que, sur un avis exprès des dieux, il se voua à l'étude et à l'exercice de la médecine. Il rapporte lui-même comment cet avis fut donné à son père deux fois en songe par Apollon.

Après avoir suivi un cours de médecine dans sa ville natale sous les professeurs les plus renommés, il entreprit plusieurs voyages, soit pour s'entretenir avec des hommes célèbres par leur science, soit pour recueillir certaines substances pharmaceutiques dans les pays mêmes d'où on les tirait; car, de son temps, les médecins avaient coutume de fournir et de préparer eux-mêmes les médicaments qu'ils prescrivaient. Il visita, entre autres, les îles de Chypre, de Crète, le Péloponèse, la Célésyrie, l'Égypte. De retour dans sa patrie, à l'âge de 28 ans, il fut chargé par le pontife du traitement des gladiateurs, fonction où il fit preuve d'une grande habileté chirurgicale.

Au bout de cinq ans de cette pratique, il quitta de nouveau Pergame à la suite d'une *sédition*, et il se rendit à Rome, où sa renommée l'avait précédé, pour y exercer la profession médicale, dont les Grecs étaient presque exclusivement en possession. Là, son élocution facile et brillante, sa vaste érudition, son habileté pratique lui acquirent promptement l'estime de hauts personnages; mais ses succès rapides, sa jactance, son dédain pour ses rivaux en popularité, dédain qu'il ne prenait aucun soin de déguiser, son naturel ombrageux, lui suscitèrent une foule d'ennemis et de désagréments; à tel point que le séjour de Rome lui devint odieux, et qu'il en sortit en exhalant sa bile contre cette capitale. Néanmoins, il ne tarda pas à y revenir sur l'invitation des empereurs Marc-Aurèle et Lucius Verus. Il jouit aussi de la confiance de leurs successeurs, Commode et Septime Sévère. Enfin, on croit qu'il mourut dans sa 71e année, à Rome ou à Pergame, ou bien durant la traversée d'une de ces villes dans l'autre.

Je me suis étendu sur ces détails biographiques parce qu'on y trouve une explication toute naturelle de la direction des idées de cet homme célèbre, de la tournure de son esprit; *enfin*, de ses qualités comme de ses défauts; et j'espère qu'on m'excusera en considération du rôle sans pareil qu'il a joué dans l'histoire de la médecine.

Philosophie. — Galien proclame l'expérience et la raison également nécessaires pour arriver à la connaissance. Il proteste qu'il n'est attaché à aucune des sectes qui divisaient les médecins de son temps; et il prétend concilier Hippocrate avec Platon. Il consacre à cette tâche infructueuse neuf livres dont je n'ai pas à rendre compte, parce qu'ils ne renferment rien d'intéressant pour la médecine. On y voit seulement apparaître la tendance d'esprit de Galien, qui se manifeste d'ailleurs dans tous ses écrits : faire concorder les hypothèses philosophiques dominantes avec la physiologie et la pathologie, et élever sur cette double base un système complet de médecine.

Celui qu'il édifia n'est qu'un prolongement de la doctrine des dogmatistes, avec une augmentation d'entités métaphysiques classées hiérarchiquement sous les noms d'âmes, esprits, facultés imaginaires, à l'aide desquelles il explique tous les actes, toutes les modifications de l'organisme humain, avec une facilité et une apparence d'exactitude qui éblouissent, fascinent l'esprit, lui font accroire qu'il assiste en témoin clairvoyant au fonctionnement mystérieux de ce mécanisme si compliqué. C'est plus que suffisant sans doute pour justifier son grand succès momentané; mais ce qu'on a plus de peine à concevoir, c'est l'empire universel qu'il a exercé pendant une longue suite de générations sur les esprits les plus éclairés du monde.

Un savant professeur de la Faculté de Paris décrit les circonstances qui ont amené et qui justifient en quelque sorte cet étonnant phénomène historique. Après avoir consacré à l'exposition des livres anatomo-physiologiques du médecin de Pergame une série de leçons (*de ana-*

tomicis administrationibus libri novem, de usu partium corporis humani libri septemdecim, de locis affectis libri sex), il les termine par les réflexions suivantes : « Il s'agit de savoir si cet empire absolu exercé par Galien pouvait être renversé, et surtout si quelque chose pouvait le remplacer. Remarquez qu'en dehors des médecins, qui pendant quinze siècles suivirent aveuglément les doctrines galéniques, il n'y avait rien... C'est pour l'intelligence humaine une époque fatale, bien qu'à certains égards elle ait réalisé des progrès considérables. On ne trouve qu'idées superstitieuses qui débordent ; la science est remplacée par la croyance à des puissances surnaturelles qui remplissent le monde, et qui, de toutes parts, sont mises en scène pour expliquer les phénomènes de la nature, et en particulier ceux de l'économie animale.... Alors on pouvait dire avec vérité : *Hors de Galien, point de salut!* On a présenté ce mot comme blâmable, mais on a eu tort ; car il est juste et vrai, à tel point qu'une chose, mauvaise dans les temps ordinaires alors que la lumière éclaire le monde, savoir l'intervention de l'autorité en matière de science (car la science est au-dessus de l'autorité), se fit alors avec toute raison... Au milieu de l'effroyable cataclysme qui engloutit tout au moyen âge, il ne s'agissait pas de conquérir des vérités nouvelles, il s'agissait de conserver les grandes conquêtes dues aux beaux génies d'Athènes et de Rome ; il fallait sauver le flambeau des sciences médicales qui menaçait de s'éteindre dans la barbarie. » (Analyse, par M. le docteur Tartivel, du cours d'histoire de la médecine professé à la Faculté de Paris par M. le docteur Andral, publiée par le journal l'Union Médicale, années 1854, 55 et 56.)

Au jugement si bien motivé de l'illustre professeur touchant l'heureuse influence des livres de Galien, je n'apporterai qu'une légère restriction : ces livres renferment, à la vérité, un riche arsenal pour alimenter la polémique qui fut longtemps à la mode dans les écoles ; mais ils offrent peu de ressources au praticien. Les écrivains qui ont voulu en tirer parti dans la suite pour les faire servir à un but professionnel, ont dû les compiler et en faire des extraits selon un ordre qui en facilitât l'usage.

En refusant à Galien le sceptre de la médecine antique auquel il aspirait, je n'ai pas dessein d'atténuer sa gloire, tant s'en faut, car je n'hésite pas à lui décerner un sceptre non moins glorieux et que personne ne saurait lui contester, celui de la *physiologie*. La physiologie, dont nous avons aperçu le germe dans les œuvres d'Hippocrate, à laquelle Celse assigne son véritable rang et son usage en médecine ; la physiologie, que le médecin de Pergame a cultivée avec un zèle et un succès sans égal dans l'antiquité, est une science destinée à devenir, sous le nom de *biologie*, le fondement de la philosophie moderne.

Second Age

§ XII. — Introduction.

Durant le temps compris entre Galien et la rénovation des sciences en Europe, c'est-à-dire approximativement entre le IIe siècle de l'ère chrétienne et le XVIe, toutes les contrées occupées d'abord par les Grecs, ensuite par les Romains, devinrent le théâtre d'incursions de barbares et de bouleversements intérieurs ; d'où surgirent des mœurs, des langues, des nationalités nouvelles, avec une religion et une civilisation à peu près uniformes, mais profondément disparates des religions et des civilisations anciennes. Au milieu des agitations incessantes qui précèdent et amènent cette éclosion, les intelligences obscurcies ou opprimées ne jetaient que de loin en loin certaines lueurs passagères. Cependant, vers la fin de cette période, deux grands faits sociaux se trouvaient accomplis, sans que les nations qui y avaient contribué en eussent eu conscience : L'esclavage du corps avait à peu près disparu de la surface de l'Europe; la tyrannie de la force brutale avait cessé; mais un autre esclavage, une autre tyrannie avaient surgi : l'esclavage de la pensée, la tyrannie des intelligences. La seconde moitié du xvᵉ siècle et la première du xviᵉ sont remarquables par l'insurrection successive des intelligences contre cette dernière tyrannie. Cette insurrection n'attaqua d'abord que certaines branches de l'encyclopédie humaine; mais, petit à petit, elle les envahit toutes.

Deux hommes ont surtout contribué à généraliser cette révolte, l'un nommé François Bacon, l'autre René Descartes. Célèbres tous deux à divers titres, doués de génies fort différents, ils ont proclamé unanimement, non-seulement le droit, mais encore le devoir, pour tout individu arrivé à un certain âge, de faire une révision complète des notions et des idées qu'on lui avait inculquées depuis son enfance, et de n'admettre définitivement que celles qui, passées au creuset de la raison et de l'expérience, auraient satisfait à cette double épreuve. Une telle doctrine mettait en doute toutes les traditions, les soumettait chacune à une révision individuelle. Quelle révolution à une époque où presque toutes les connaissances, toutes les opinions étaient traditionnelles! Une pareille doctrine n'était pas entièrement nouvelle; elle avait été émise bien des siècles avant même l'ère chrétienne; mais elle n'avait pu pénétrer dans les masses, se propager et se maintenir. Si elle a eu une meilleure fortune dans les temps morderne, il faut le reconnaître, elle le doit principalement à l'imprimerie, qui, en multipliant les œuvres de l'esprit, les répand dans toutes les classes, en assure la conservation, en agrandit et en perpétue l'influence.

Quelques découvertes utiles, quelques réformes heureuses dans les sciences, les arts, l'industrie, confirmant cette doctrine d'examen, il en résulta un esprit général de réforme d'où cette courte période d'environ un siècle a tiré son nom. Nous allons suivre cette tendance réformatrice dans la médecine, durant trois siècles. Nous la verrons se substituer chez quelques esprits à toute la science traditionnelle; mais sans jamais obtenir la généralité des convictions; et contrainte enfin d'admettre de nos jours la tradition, sinon comme force dominatrice, au moins comme modératrice et conservatrice.

§ XIII. — BIOLOGIE.

Tout être actif, et spécialement tout être vivant, peut être étudié dans tous ses phénomènes sous deux rapports fondamentaux, savoir : sous le rapport *statique* ou organique, c'est-à-dire comme apte à vivre, à fonctionner, et sous le rapport *dynamique*, c'est-à-dire comme vivant et fonctionnant.

L'anatomie, la première de ces branches et la plus accessible à l'observation, fut aussi celle dans laquelle la réforme commença à s'introduire. Sur la fin du xvᵉ siècle, Bérenger de Carpi avait déjà signalé quelques erreurs de Galien, et dès la première moitié du xviᵉ, André Vésale publiait son grand ouvrage où la structure du corps humain est présentée dans un ordre et avec un ensemble jusqu'alors inconnu. Les papes eux-mêmes avaient été des premiers à lever la prohibition d'ouvrir des cadavres humains; ils marchaient alors à la tête de la science.

En même temps, la chimie commençait à trouver sa véritable voie dans l'expérimentation. Elle n'avait découvert encore qu'un petit nombre d'éléments des corps bruts; elle était loin de pouvoir s'élever à l'analyse des liquides, des gaz et des matières organisées; mais elle rendait déjà des services à la thérapeutique par l'introduction de certaines substances minérales, entre autres par l'usage des préparations mercurielles dans le traitement de la syphilis.

Toutes ces nouveautés, jointes aux déclamations fougueuses de Paracelse et aux railleries de Van Helmont, avaient bien ébranlé quelque peu l'autorité du médecin de Pergame; mais celle-ci se maintenait encore dans l'enseignement officiel de la plupart des universités. Jean Fernel, un des médecins les plus recommandables de cette époque, vers le milieu du XVIe siècle, consacrait sa haute intelligence, son expérience consommée et son étonnante activité à coordonner, rectifier la doctrine galénique, afin de l'approprier aux faits nouveaux constatés par l'observation médicale. Mais le moment approchait où cette longue domination allait s'écrouler complétement.

Découverte de la circulation du sang. — Jusqu'ici Galien n'avait été convaincu d'erreur que sous le rapport *statique;* il fallait, pour renverser son autorité en physiologie, démontrer qu'il s'était trompé sous le rapport *dynamique* ou fonctionnel; et ce n'était pas chose aisée, comme on va voir.

Flourens, après avoir décrit avec beaucoup de lucidité et d'exactitude l'état des connaissances antérieures à la découverte de la circulation du sang, termine ainsi sa revue historique : « Lorsque Harvey parut, tout, relativement à la circulation, avait été indiqué, soupçonné; rien n'était établi. Il semble qu'il n'y eût qu'un pas à faire pour atteindre la vérité entière; mais ce pas offrait encore des obstacles qui semblaient insurmontables. »

Personne n'a mieux dépeint ces obstacles que Harvey lui-même; voici en quels termes il les décrit : « M'étant appliqué à discerner l'usage et l'utilité des mouvements du cœur dans les animaux, par un grand nombre de vivisections, j'ai trouvé d'abord la chose si pleine de difficultés que j'ai pensé longtemps, avec Fracastor, que ce secret n'était connu que de Dieu seul. Je ne pouvais distinguer ni de quelle manière s'opère la systole et la diastole, ni en quel lieu et à quel instant s'effectuent la dilatation et la constriction, à cause de la célérité des mouvements du cœur, qui, dans la plupart des animaux, s'exécutent en un clin d'œil, comme le passage d'un éclair. Je flottais indécis, sans savoir à quelle opinion m'arrêter. Enfin, en redoublant de soins et d'attention, en multipliant et variant mes expériences, en comparant les résultats divers, je crus avoir mis le doigt sur la vérité et m'être débrouillé de ce labyrinthe; je crus avoir saisi le véritable mouvement du cœur et des artères, ainsi que son usage. Dès lors, je n'ai pas hésité à communiquer mon sentiment sur cette matière, soit à mes amis, soit au public, dans mes cours académiques. (*Guillelmi Harvei exercitato anatomica de cordis et sanguinis moto,* cap. I.) »

Tant de soins et de circonspection dans la recherche de la vérité, tant de modestie et de fermeté dans la démonstration, tant de clarté et de méthode dans le développement des idées, devaient prévenir en faveur de la théorie d'Harvey. Cependant elle causa une stupéfaction générale et souleva une multitude d'oppositions parmi la généralité des médecins. C'est qu'une pareille théorie, qui aujourd'hui nous semble si naturelle, n'était rien moins à cette époque qu'une révolution en physiologie.

Je ne m'arrêterai pas à décrire toutes les phases de la lutte qu'elle excita; il me suffit de rappeler que cette lutte ne dura pas moins de vingt-cinq ans, et que, parmi ceux qui avaient quelque prétention au savoir anatomique et physiologique, naturalistes, philosophes, médecins, il n'y eut presque pas un individu qui n'y prît une part active, pour ou contre. Descartes se déclara un des premiers en faveur de la théorie de la circulation, qu'il appuya de quelques expériences et surtout de l'autorité de son nom. Harvey avait commencé à la professer dans des leçons publiques en 1613, mais il ne la livra à l'impression qu'en 1628, après l'avoir soumise pendant quinze ans à des preuves et contre-épreuves de toute espèce.

§ XIV. Progrès de la physiologie depuis la découverte de la circulation du sang jusqu'à nos jours.

Si maintenant nous passions en revue toutes les fonctions de l'économie animale, tous les organes ou appareils qui concourent à leur production, il n'y a pas une seule de ces fonctions, pas un seul de ces organes ou appareils qui ne nous fournît l'opportunité de signaler dans la structure anatomique, dans la composition chimique primitive ou secondaire des solides, des humeurs et des gaz, une multitude de vérités nouvellement acquises et d'anciennes erreurs dissipées, à tel point qu'un médecin de nos jours, en comparant la physiologie d'il y a deux siècles seulement avec celle d'il y a quelques années, a pu s'exprimer sans hyperbole dans les termes suivants :

« Les temps ne sont plus où l'on avait besoin de recommander l'étude de la physiologie. Jadis on n'avait peut-être pas tout à fait tort de la regarder comme le roman des sciences naturelles, et de n'y attacher qu'un faible intérêt, car elle manquait réellement de base, les faits n'étant ni assez nombreux, ni observés avec assez de soins pour qu'on en pût déduire des lois générales présentant un caractère, sinon de certitude, au moins de grande probabilité. (*Aujourd'hui tout le monde s'accorde à voir en elle une des branches les plus importantes de la médecine, de l'histoire générale et de la philosophie.*) C'est qu'en effet, si elle n'a pas dévoilé tous les mystères dont la nature s'est entourée dans la création et les fonctions des êtres organisés, du moins elle a fait mieux connaître les phénomènes de la vie, en appliquant les procédés de la méthode expérimentale à l'étude des corps vivants, en profitant avec habileté des secours que mettent à sa disposition : d'un côté, la pathologie, qui n'en est, à vrai dire, qu'une branche; de l'autre, la physique, la chimie et surtout la microscopie, dont les développements ont été si grands dans ces derniers temps. (*Manuel de physiologie*, par J. Muller, traduit de l'allemand sur la 4ᵉ édition, avec annotation, par A. J. L. Jourdan ; Paris, 1845. — Avertissement du traducteur.) »

J'ai signalé par une parenthèse la phrase où la physiologie est présentée comme une des branches les plus importantes de la médecine, mais non comme la principale, comme le tronc fondamental et primitif, duquel dérivent ou doivent dériver les traitements de toutes les maladies, ainsi que l'enseignent encore de nos jours, à l'exemple de Thénison et de Galien, un certain nombre de médecins.

Un coup d'œil jeté sans prévention, soit dans quelques nosographies, ces codes de l'art de guérir à toutes les époques, soit dans l'histoire de la science, suffirait pour dissiper l'erreur de ceux qui prétendent que la physiologie a été et doit être la base de l'art de guérir. Ils verraient, à n'en pas douter, que, pendant une longue série de générations, on a traité les maladies avant de songer à disserter sur leur mode de production et de développement; et qu'aujourd'hui encore, malgré tant de progrès accomplis dans l'étude des phénomènes des êtres vivants, progrès qui nous permettent de suivre pas à pas la succession de ces phénomènes, depuis l'éclosion de la première molécule vivante jusqu'à la complète évolution de l'organisme le plus compliqué; malgré, dis-je, ces progrès qui excitent à bon droit notre admiration, il est encore aujourd'hui un bon nombre de maladies que nous traitons avec succès, quoique nous ne soyons pas plus avancés que nos prédécesseurs sur leur mode intime de formation et de progression. Ce fait, que l'histoire confirme, ressortira plus nettement encore, si c'est possible, quand nous en serons à la thérapeutique. En attendant, il faut bien reconnaître que la physiologie, malgré les immenses progrès qu'elle a effectués dans l'espace de deux siècles, ne saurait encore nous fournir une conception complète de la vie animale.

Voici ce qu'on lit à ce sujet dans l'ouvrage déjà cité de Muller, ouvrage classique en Allemagne et traduit dans toutes les langues de l'Europe : « La vie, dans les corps organisés, détermine des effets dont la conscience n'est pas informée. Ces effets consistent en ce que non-seulement elle développe et entretient le mode d'organisation qui lui est approprié, mais encore reproduit son semblable. Ils sont les mêmes chez les végétaux et chez les animaux. Ce que le germe reçoit de l'organisme maternel, comme pierre fondamentale de structure, est la cellule, avec le noyau implanté dans sa paroi, ce qu'on appelle chez les animaux vésicule et tache germinatives. Les premiers phénomènes de l'organisation sont la formation, aux dépens des noyaux, de cellules semblables à celles qui existaient déjà. Le blasto-derme des animaux est composé d'une agrégation de cellules, d'après les observations de Schwann, qui nous apprennent que les tissus du fœtus se forment primitivement à la manière des cellules végétales, attendu que, comme les végétaux, les cellules ont, la plupart du temps, leurs parois pourvues de noyaux, autour desquels se développent d'autres cellules. C'est plus tard seulement, lorsque les cellules se transforment en tissus permanents, que la structure des végétaux et celle des animaux deviennent différentes l'une de l'autre. » (*Manuel de physiologie* de Muller, t. II, p. 490). — Ainsi la transition de la vie du végétal à la vie de l'animal échappe à nos procédés les plus subtils d'analyse anatomique, chimique et microscopique.

Cependant si nous comparons la vie du végétal arrivé à son entier développement avec la vie de l'animal d'un degré supérieur, parvenu aussi à sa dernière évolution, nous trouvons entre les phénomènes de l'une et l'autre vie une disparate énorme : Dans la vie du végétal, toutes les fonctions s'accomplissent sans conscience; dans la vie de l'animal, tout un ordre de fonctions est produit avec conscience et volonté. C'est même dans cet ordre de fonctions qu'on trouve le caractère essentiel qui sépare le genre humain des autres genres zoologiques.

Aucune conception rationnelle ne peut nous fournir l'idée, c'est-à-dire l'image intellectuelle d'une unité, d'une force ou d'une substance simple, engendrant simultanément des phénomènes inconscients et des phénomènes volontaires. Il semble qu'il y ait ici incompatibilité absolue entre la conception mathématique de l'unité et les résultats de l'observation constante, universelle. Cependant tel est le problème que se propose de résoudre la physiologie, ainsi que le constate Muller en divers autres passages, et que M. Béclard le résume si bien dans cette phrase : « Depuis le jour où l'homme a jeté pour la première fois les yeux sur les objets qui l'environnent, il sait que les corps vivants et les corps inertes ne sont pas identiques; mais la science n'a pris naissance que lorsqu'il a cherché à dénouer l'énigme de leurs rapports (p. 16).

Or, le dénouement de cette énigme, but suprême de la physiologie dans tous les temps, est encore loin de toucher à une solution rationnelle, malgré les nombreuses tentatives faites par un grand nombre d'hommes d'une science et d'un génie incontestables, tels que Boerhaave, Stahl, Barthez, Bichat, etc., et tout récemment par Flourens, l'auteur de la découverte du *nœud vital*, comparable à la découverte de la circulation du sang; car, unie à la démonstration de la propriété réflexe des nerfs, elle nous ouvre la voie à la connaissance d'une circulation non moins importante, *la circulation nerveuse* (1).

Flourens, après avoir passé en revue diverses conceptions de la vie, des plus célèbres, et en avoir démontré l'insuffisance, propose aussi la sienne que voici : « La vie est un principe d'activité; principe *complexe* par l'ensemble des forces qui le composent, *simple* par son essence et par l'unité du *nœud vital* où il réside. » (*Ibid.*, p. 279 et dernière.)

Une telle conception, quoique plus explicite que beaucoup d'autres, me semble répréhensible en ce qu'elle reproduit le mot principe que Flourens a critiqué avec raison dans la définition de Barthez. Je substituerai donc à la définition de Flourens la suivante : « La vie est une force (résultant du germe et de l'acte fécondant), force *simple* par sa concentration dans le nœud vital, *multiple* par son évolution dans les organes qu'elle développe et qui lui servent ensuite d'instruments pour les fonctions de l'animal complet.

Cette dernière conception ou image idéale de la vie, plus approximative encore que la précédente, ne fait que mieux ressortir l'*insolubilité* de l'énigme, but suprême de la physiologie. Je dis à dessein l'insolubilité, et je ne fais en cela que constater, comme historien, l'opinion à peu près unanime des physiologistes de nos jours. Cependant on lit dans un traité récent de physiologie, devenu à juste titre classique en France, un passage où l'auteur semble protester contre cette déclaration d'*insolubilité* de l'énigme de la vie.

« En vain, dit-il, quelques voix s'élèvent encore qui invoquent la tradition et l'autorité, et cherchent à défendre la science contre ce qu'ils appellent des entraînements irréfléchis. L'école de l'observation et de l'expérience ne s'en laisse pas imposer par les formes du langage, quelque séduisantes qu'elles soient. Pour elle l'éloquence des mots n'est rien devant l'éloquence des phénomènes. Quand elle fait un pas en avant, elle sait d'où elle vient et où elle va, et elle ne reconnaît d'autre logique dans les sciences que la logique des faits (*Traité élémentaire de physiologie humaine*, par J. Béclard, notions préliminaires, § 3, à la fin).

C'est très-bien dit; mais cela ne prouve pas que, ne tenant aucun compte de la tradition et

(1) Voici les expressions de Flourens : « On voit que ce point, *premier moteur du mécanisme respiratoire* et *nœud vital* du système nerveux (car tout ce qui, du système nerveux, reste attaché à ce point, vit, et tout ce qu'on en sépare meurt), n'est, ainsi que je l'ai répété bien des fois, pas plus gros que *la tête d'une épingle*.

« C'est donc d'un point qui n'est pas plus gros qu'une *tête d'épingle* que dépend *la vie du système nerveux*, *la vie de l'animal*, par conséquent, en un seul mot, *la vie*. » (*Traité de la vie et de l'intelligence*, 2e édit., Paris, 1859, p. 57.) — Voir à cette occasion le *Manuel de physiol.* de J. Muller, t. I, de la page 702 à 717.

de l'autorité, on doive s'obstiner à poursuivre la solution d'un problème déclaré insoluble par nos prédécesseurs. Ici l'auteur, enthousiasmé des progrès de la physiologie moderne, progrès qui sont dus à l'emploi de la méthode empirique, et voulant défendre cette méthode contre un dogmatisme stérilement rajeuni, dépasse le but; car il va jusqu'à réduire à néant la valeur de la tradition, le respect de l'autorité. Les physiciens et les mathématiciens eux-mêmes nous offrent l'exemple du contraire : Les premiers n'ont-ils pas renoncé depuis longtemps à la recherche du mouvement perpétuel ailleurs que dans la nature? et les seconds ont-ils jamais essayé de découvrir la formule d'une ligne courbe engendrée par une force unique?

Au lieu de prémunir son jeune auditoire et ses lecteurs contre le danger d'une confiance excessive en la tradition ou d'une soumission aveugle à l'autorité, tendance vers laquelle n'inclinent guère notre siècle et la jeunesse, ne vaudrait-il pas mieux les prémunir contre la tendance opposée? Je suis persuadé que la parole très-autorisée de M. le professeur obtiendrait en ce sens un meilleur résultat que n'obtint à une époque peu éloignée l'auteur d'une monographie extrêmement remarquable, dont le passage suivant indique la tendance :

« L'antiquité était moins savante de cette science qui s'acquiert par le secours des instruments, du calcul et des expériences, en un mot, par tous les moyens d'investigation facile qui sont à notre usage. Mais, en revanche, elle était plus riche de cette autre science qui s'agrandit par la constance de l'observation, par l'unité de vue qui dirigeait les premiers sages, par la méditation des grands phénomènes de la nature, et surtout par le respect religieux de ce qui a été fait. Ces hommes prodigieux cherchaient à embrasser l'univers par la pensée, tandis que nous nous perdons dans les décombres des choses que nous soumettons à l'analyse, nous voulons tout savoir, tout expliquer, tout peser, tout calculer, et tout soumettre à nos méthodes factices; et une attention exclusive donnée aux plus petites choses fait perdre de vue celles qui sont d'un ordre plus élevé et d'un intérêt principal. » (*Précis historique de la fièvre rattachée à l'histoire philosophique de la médecine*, par Thomas Dagoumer; Paris, 1831, p. 110.)

Que si on trouve cette appréciation un peu partiale en faveur de l'antiquité, on peut mettre en regard la suivante qui ne me paraît entachée d'exagération en aucun sens. Après un dernier coup d'œil sur l'ensemble des œuvres d'Hippocrate, son savant interprète se résume ainsi : « Il est certainement instructif d'étudier, dans le cours des âges, les problèmes tels qu'ils ont été posés et les discussions qu'ils ont soulevées. On le voit, la science antique a de grandes ressemblances avec la science moderne; dès l'époque que nous sommes forcés de regarder comme l'aurore de la médecine; dès les premiers monuments que nous possédons, les questions fondamentales sont débattues et *les limites de l'esprit humain sont touchées.* Mais en dedans de ces limites, la science trouve dans une immensité inépuisable de combinaisons, les matériaux qui la font grandir; et il est impossible de ne pas reconnaître que, sur un sol et avec les aliments que lui fournissent les choses et l'expérience, elle se développe en vertu d'un principe interne de vie, qui réside dans l'enchaînement nécessaire de son développement successif. » (*Œuvres complètes d'Hippocrate...*, par E. Littré, t. Ier, Paris, 1829, p. 567.)

Nous pourrions confirmer cette manière de voir par une foule d'exemples; nous nous bornerons au suivant : La physiologie a été la branche de la science médicale la moins cultivée dans la haute antiquité. Eh bien! nous trouvons dans les œuvres hippocratiques une conception idéale de la vie que les modernes n'ont pas dépassée. On lit dans le Traité de l'aliment : « La nature suffit à tout et pour tout..., dans l'intérieur est un agent *inconnu* qui travaille pour le tout et pour les parties, quelquefois pour certaines, non pour d'autres. » On y trouve aussi des aperçus sur la nutrition et l'assimilation qui ne le cèdent guère à ceux de la physiologie moderne; et il serait facile de multiplier ces exemples.

Je ne saurais mieux clore ce parallèle entre la science des anciens et la science des modernes que par un nouvel emprunt au traducteur des livres hippocratiques : « Le peu que l'on savait, dit-il, en anatomie et en physiologie, on essayait de le représenter par des conceptions qui liaient des notions, de soi mal cohérentes, et de remédier par l'imagination à leur imperfection effective..... » — « Aujourd'hui, quand le microscope nous a conduits aux dernières limites de la texture, il nous faut comprendre aussi; et si la réalité ne ressort pas nettement de l'observation, on comble les lacunes par des intermédiaires que l'on combine sans doute, mais où l'imagination a une part inévitable. Et ici l'imagination n'est pas prise en un sens défavorable; étant le supplément naturel de ce qui ne se voit pas, supplément utile pour former l'hypothèse, à la condition de ne prendre l'hypothèse que comme un échelon provisoire. Ce que sont pour nous les dernières limites de la texture microscopique, l'organisation en bloc l'était pour les anciens, c'est-à-dire le champ ouvert à la spéculation hypothétique. (M. Littré : *Œuvres complètes d'Hippocrate*, argument du livre de la nature des os, t. IX, page 165.)

§ XV. — Pathologie.

La pathologie est la science des maladies, d'après la définition étymologique du mot (πάθος, souffrance, maladie; λόγος, discours). C'est une branche de la médecine qui traite spécialement des phénomènes constitutifs des maladies.

Un auteur moderne, M. le docteur Bouchut, après avoir rapporté une vingtaine de définitions diverses de la maladie, termine ainsi son énumération : « J'en ai dit assez sur les définitions de la maladie, bien qu'il fût possible d'étendre encore beaucoup cette revue rétrospective, pour montrer les différents points de vue de la médecine ancienne et moderne sur la manière de comprendre et d'envisager la maladie en général et d'une façon applicable à tous les désordres dont l'organisation peut devenir le théâtre. » (*Nouveaux éléments de pathologie générale*, Paris, 1857.)

Malgré la multitude et la diversité des phénomènes morbides, il me semble qu'ils peuvent être tous circonscrits sous deux points de vue généraux, savoir, au point de vue statique et au point de vue dynamique. Or, la définition suivante extraite du même livre, satisfait à cette double condition : « La maladie est un désordre des forces et des parties constituantes du corps *vivant*, nécessaires à l'exercice des fonctions. » J'ajoute à dessein le mot vivant, parce qu'il ne peut y avoir de maladie là où la vie n'existe pas; et je me sépare ainsi des théoriciens qui ne voient dans toute maladie qu'un désordre matériel (statique). Je me sépare aussi de ceux qui n'y reconnaissent en toute circonstance qu'un trouble de la force vitale (dynamique). Certes l'élément vital se trouve dans toute maladie, mais il ne s'y trouve pas seul ou dans un état normal; la maladie est toujours, non un résultat, mais une résultante de la force vitale et d'une ou de plusieurs autres forces. En outre, il y a une distinction à faire dans la production de la maladie entre le concours de la force vitale et le concours des autres forces accidentelles : c'est que le premier dure aussi longtemps que la maladie; tandis que le second peut n'être que momentané ou n'avoir qu'une certaine durée.

Étiologie. — La considération des causes dans les maladies est une des plus importantes et de celles qui ont le plus divisé les médecins en tout temps. Or, quoique très-nombreuses et très-variées, ces causes ont été partagées en deux classes, sous les dénominations de causes *occultes*, et causes *occasionnelles évidentes* chez les anciens; causes *essentielles prochaines*, causes *occasionnelles déterminantes* chez les modernes.

Cette séparation des causes morbifiques en deux ordres a donné naissance, dans l'antiquité comme de nos jours, à deux sectes de médecins : les uns, attribuant une importance capitale à la considération du premier ordre de causes, ont été nommés dogmatiques, rationalistes; les autres, accordant toute leur attention aux causes du deuxième ordre, ont pris le nom d'empiriques, expérimentateurs.

Ces deux sectes étaient très-distinctes dans l'antiquité : la première faisait peu de cas des indications tirées de la simple expérience; la seconde faisait fi des indications basées sur des raisonnements subtils. Parmi les écrivains de l'antiquité, Celse a le mieux su garder une juste mesure entre ces deux sectes. Après avoir discuté les arguments allégués de part et d'autre, il conclut en ces termes : « Je reviens à mon sujet, et je pense que la médecine doit être rationnelle, en ne puisant cependant ses indications que dans les causes évidentes, la recherche des causes occultes pouvant exercer l'esprit du médecin, mais devant être bannie de la pratique de l'art (page 11, 2ᵉ colonne).

Dans les derniers siècles, et de nos jours surtout, les deux sectes se sont rapprochées sans se confondre néanmoins. Les dogmatistes ne contestent pas la nécessité de l'observation, de l'expérience; les empiriques de leur côté admettent l'importance des déductions physiologiques, l'utilité de l'hypothèse. Mais il y a dissidence en ce point que les dogmatistes donnent la priorité à l'idée physiologique; les empiriques accordent la préférence à l'expérience pure, qu'elle soit ou non conforme à la déduction physiologique.

Un historien de nos jours a dit au sujet des deux méthodes qui divisent encore les médecins en deux camps, les uns sous le nom de dogmatistes, les autres sous le nom d'empiriques : « C'est aux traités de philosophie qu'il faut demander laquelle de ces deux méthodes est la plus appropriée à la nature et à l'étendue de notre esprit. » (Dezeimeris, *Dict. hist. de méd.*, au mot DOGMATISME ; Paris, 1835). Voyons donc, conformément à ce conseil, ce qu'enseigne la philosophie moderne touchant les méthodes.

Kant, le révivificateur de l'esprit philosophique en Allemagne et le propagateur de l'éclectisme dans toute l'Europe, s'exprime ainsi : « Nul doute que nos connaissances ne commencent par l'expérience; car, par quoi la faculté de connaître serait-elle portée à s'exercer, si ce n'est par les objets qui affectent nos sens et qui, d'un côté, occasionnent par eux-mêmes des représentations, en même temps que de l'autre ils excitent l'activité intellectuelle à comparer ces objets, à les unir ou à les séparer, et à mettre en œuvre la matière grossière des impressions extérieures pour en composer la connaissance des choses, connaissance que nous appelons expérience? Nulle connaissance en nous ne précède donc l'expérience, et toutes commencent avec elle (*Introduction*). — « La sensation est absolument l'unique critérium empirique de l'effet par rapport à la causalité de la cause qui précède. » (*Critique de la raison pure*, traduit de l'allemand par Tissot; Paris, 1835. *Logique transcendentale*, p. 291.)

Nous lisons dans un ouvrage de philosophie approuvé par le Conseil supérieur de l'instruction publique et mis entre les mains de toute la jeunesse de nos écoles : « Connaître les lois de la nature, l'ordre et l'enchaînement des phénomènes, l'action des forces qui agissent dans son sein et les propriétés des êtres distribués à sa surface ; tel est l'objet des sciences physiques. La science, en initiant l'homme aux secrets de la création, ne satisfait pas seulement son désir de connaître, elle augmente indéfiniment sa puissance. Elle lui apprend à prévoir le retour des phénomènes, à diriger les forces en calculant leurs effets, à faire servir les propriétés des êtres à ses usages et à ses besoins. A la suite des sciences physiques marchent l'industrie et les arts utiles. La science et la puissance humaine se correspondent et vont au même but. » (*Précis de phil.*, par Ch. Bénard ; Paris, 1870. LOGIQUE, chap. III, p. 406.)

Un peu plus loin (page 408), le même auteur dit, en parlant de la méthode expérimentale ou inductive : « Nous essayons d'en préciser les procédés principaux selon l'ordre dans lequel ils se succèdent, et d'en marquer les conditions : 1° l'*observation* proprement dite est le point de départ, le procédé initial et général de la méthode ; 2° l'*expérimentation* en est le côté actif ; 3° l'*induction* la féconde ; 4° l'*analogie* l'étend encore ; 5° l'*hypothèse* supplée ou devance, et met sur la voie ; 6° enfin, la *classification* recueille et coordonne les résultats ; elle occupe une place particulière dans les sciences dont le but est de décrire et de classer les êtres. » — Ce sont là évidemment les procédés de l'empirisme ; ni plus, ni moins.

Dans les temps modernes, la philosophie médicale, proprement dite, n'a commencé qu'avec Stahl et Barthez. C'est à partir de ces deux auteurs, seulement, qu'on a pu établir une distinction entre l'affection (πάθος), c'est-à-dire l'impression morbifique produite par la cause occasionnelle, et la maladie elle-même, c'est-à-dire la résultante anormale, morbide, se manifestant par des phénomènes sensibles. C'est depuis cette époque que F. Bérard a pu écrire : « L'empirisme est le système le plus profondément médité qui ait jamais paru en médecine et qui mérite le plus d'être étudié avec soin ; celui dont la méditation promet à l'esprit philosophique les résultats les plus utiles et les plus féconds, et peut le mieux servir dans la recherche des méthodes propres à assurer les progrès futurs de la médecine. (*Doctr. méd. de Montpellier*, 1836, p. 47.)

Ceci explique comment et pourquoi il se fait que tant de personnes, même instruites, ont émis des jugements contradictoires sur cette doctrine, et que bien des gens en parlent encore à la légère, ne s'étant pas donné la peine de l'approfondir.

§ XVI. — NOSOLOGIE ; NOSOGRAPHIE ; CLASSIFICATION DES MALADIES.

Du moment que la médecine est devenue un art, on a éprouvé le besoin de répartir les descriptions des maladies dans un ordre qui aidât l'étudiant et le praticien à graver ces modèles dans la mémoire pour les comparer avec les tableaux mouvants offerts à leurs yeux au lit des malades. A mesure que le nombre des faits décrits avec une multiplicité de détails augmentait, l'urgence se faisait sentir de plus en plus de les disposer d'après une méthode rigoureuse pour en mieux embrasser les détails, et en faciliter le souvenir et la comparaison.

C'est ce qui est arrivé aux naturalistes, quand ils ont voulu rassembler en un cadre restreint tous les objets de la nature, au moyen de définitions ou de descriptions abrégées qui permissent d'en saisir et de s'en remémorer aisément les analogies et les différences. Or les objets de la nature offrent des caractères constants, uniformes, toujours saisissables. Les maladies, au contraire, n'ont pas d'existence propre isolée, individuelle ; n'étant que des modifications passagères d'individus réels, leurs descriptions n'offrent que des images de phénomènes mobiles qui ne se reproduisent jamais identiquement. On comprend dès lors la difficulté extrême ou, pour mieux dire, l'impossibilité absolue de distribuer ces descriptions par espèces ou ordres bien distincts et séparés par des caractères constants.

En remontant dans l'histoire aux premières tentatives de ce genre, nous voyons d'abord une division des maladies, selon leur marche, continue ou périodique; selon leur étendue, générale ou partielle; selon leur durée, aiguë ou chronique; leur situation, intérieure ou extérieure; leur mode de traitement, médical ou chirurgical, hygiénique ou pharmaceutique (Hippocrate, Celse); puis des divisions d'après des hypothèses sur la cause prochaine des maladies, chez les dogmatistes, Erasistrate, Galien; et chez les méthodistes, Asclépiade et Thémison.

La plupart des nosographes modernes, reconnaissant l'impossibilité de satisfaire en même temps les exigences de la pratique médicale et celles d'une logique rigoureuse, sous le rapport de la classification des maladies, ont pris le sage parti d'avoir surtout égard aux besoins de la pratique. En conséquence, ils ont conservé les divisions anciennes et y en ont ajouté de nouvelles fondées sur une étiologie plus positive, sur des lésions de texture, de composition chimique et de fonctions de mieux en mieux déterminées; c'est ce qu'on nomme la méthode mixte, syncrétique ou éclectique.

§ XVII. — Thérapeutique.

Ars medica est id quod est propter therapeuticem, la médecine n'est un art que par la thérapeutique, et toutes les autres branches de cette science convergent vers ce but suprême. Dans toutes les autres parties de l'encyclopédie médicale, l'artiste, le praticien n'est que simple spectateur, il observe des phénomènes qui sont sous ses yeux; s'enquiert de ceux qui ont précédé, et tâche de prévoir ceux qui doivent s'ensuivre. Puis, par la thérapeutique, il concourt à leur production, à leur direction; son rôle, de passif qu'il était auparavant, devient actif. Une triple responsabilité va peser désormais sur lui : Responsabilité envers le malade, responsabilité envers la société, responsabilité envers soi-même, envers sa conscience, car je le suppose imbu des purs sentiments de la déontologie médicale.

Quand le praticien a pris toutes ses informations sur les antécédents de la maladie et du malade, et qu'après s'être livré à un examen minutieux de tous les phénomènes, en s'aidant des procédés d'exploration que la science contemporaine met à son usage, il s'est formé une reproduction idéale aussiexacte que possible de l'état de son malade; c'est-à-dire, quand il a établi ce qu'Hippocrate nommait sa prognose, et que nous appelons son diagnostic, il ne lui reste qu'à formuler une prescription, à prononcer un jugement : qu'il adopte une thérapeutique expectante, simplement hygiénique, ou une thérapeutique active par l'emploi de moyens soit pharmaceutiques, soit chirurgicaux, sa responsabilité reste la même. Trop de timidité, comme trop de hardiesse, peut nuire également; il faut une juste mesure de circonspection et de résolution : *hoc opus, hic labor est.*

De quelle faculté intellectuelle le praticien fera-t-il principalement usage en cet instant solennel? Ce n'est pas difficile à déterminer : parmi les faits nombreux dont il a meublé sa mémoire par la lecture et par ses propres observations, il cherchera celui qui lui paraît avoir le plus de rapport avec le fait qu'il a sous les yeux, et il choisira la médication qui se sera montrée la plus efficace expérimentalement, d'après ce précepte universel de thérapeutique : *Traitez chaque maladie par les moyens qui ont le mieux réussi dans les cas semblables.*

Il n'a pas fallu un grand effort de dialectique pour formuler un tel précepte, qui découle tout naturellement de cet axiome plus universel : La même cause produit le même effet dans des circonstances identiques. Les plus ignorants s'y conforment par instinct, faisant de la logique sans le savoir, comme M. Jourdain faisait de la prose. Aussi les premiers écrivains, qui ont voulu faire de ce précepte la base de leur doctrine médicale, ont-ils été accusés par leurs adversaires d'exclure le raisonnement de la médecine, accusation banale qui n'a pas le sens commun quand elle est sincère.

Mais, si la règle a été facile à trouver, si elle est aisée à comprendre, elle n'est pas aisée à mettre en pratique avec discernement, tant s'en faut. Son application éclairée et consciencieuse offre, même dans des cas très-simples en apparence, des difficultés dont le public ne se doute pas et qui requièrent une extrême attention unie à une connaissance assez étendue de toutes les branches de l'encyclopédie médicale. Un exemple donnera un aperçu de ces difficultés.

On nomme fièvre inflammatoire ou synoque, une fièvre continue qui ne se lie à aucune phlegmasie appréciable, qui ressemble beaucoup à la fièvre éphémère, et qui se termine sans convalescence vers la fin du premier septénaire, rarement plus tard. Or, voici les indications qui se présentent ordinairement dans cette affection, d'après un pathologiste ou nosographe de nos jours : « La plupart des fièvres inflammatoires simples cèdent au repos, à la diète et à l'usage des boissons délayantes; cependant il est quelquefois utile et parfois même indispensable de tirer un peu de sang. On préférera la phlébotomie à l'application de sangsues, à moins qu'on ne veuille rappeler une hémorrhagie supprimée. Il est quelques-uns des symptômes qui réclament des moyens particuliers : ainsi on calmera souvent la céphalalgie par la position demi-assise, en faisant respirer un air frais au malade, en lui appliquant sur le front des compresses trempées dans l'oxycrat froid; enfin on donnera dans le même but un ou deux pédiluves sinapisés. La constipation cède en général à l'usage de lavements simples; s'ils étaient insuffisants, on aurait recours à l'administration de quelque laxatif doux.... (*Traité élémentaire et pratique de pathologique interne*, par E. Grisolle, Paris, 1848, t. Ier, p. 22.)

Je me suis arrêté à ces indications générales; mais il y en a d'autres particulières, sans compter les complications qui peuvent survenir dans certaines constitutions épidémiques. On voit par cet exemple que les indications curatives se tirent d'une multitude de circonstances qui sont indiquées dans les traités de pathologie, de thérapeutique, de matière médicale et de nosographie. Il en est une seule dont je veux dire ici quelques mots, c'est de l'indication des spécifiques. Quelques auteurs lui appliquent l'épithète d'*empirique*, par opposition à celle de

81

rationnelle, qu'ils réservent pour d'autres indications, bien moins sûres, bien moins efficaces. C'est un préjugé qu'un de nos jeunes professeurs à très-bien réfuté.

« Que signifie, dit-il, ce mot si populaire de spécifique? Rien d'absolu, mais cependant quelque chose de relatif. Il indique une appropriation spéciale et assez constante d'un agent thérapeutique à une espèce morbide bien déterminée, appropriation qui est telle, qu'en général la connaissance de l'espèce morbide est une présomption majeure à l'indication du remède; rien de plus, rien de moins. C'est quelque chose, car à l'ordinaire il ne suffit pas du nom d'une maladie pour avoir une indication à peu près assurée; ce n'est pourtant rien de tout à fait exceptionnel. D'un côté, cette indication souffre de nombreuses restrictions, souvent il faut compter avec les dispositions de l'organisme qui souffre; d'un autre côté, toute maladie révèle, jusqu'à un certain point, par elle-même, un ordre spécial d'indications plus ou moins précises et constantes, indique par conséquent un ordre spécial de remèdes; tout cela se pliant, se modifiant selon les cas, mais demeurant pourtant comme règle générale; en sorte que la plupart des maladies ont, sinon leur remède spécifique, du moins leurs remèdes spéciaux. Entre ce qui est spécifique et ce qui est simplement spécial, il n'y a que des degrés; on peut les franchir de façon à approcher si fort de l'un qu'il se confonde presque avec l'autre, et que l'on ait à douter quel il est. (*Principes de pathologie générale*, par Em. Chauffard, Paris, 1862, pages 595.)

L'auteur ne désigne ici que les spécifiques de maladie; mais il y a aussi des spécifiques d'organes et de fonctions, tels que l'opium pour le cerveau, le mercure pour les glandes salivaires et les gencives, l'iode pour les glandes mammaires et autres, l'émétique pour l'estomac, l'aloès pour l'intestin rectum, etc.

Il n'y a donc pas, je le répète, deux sortes de thérapeutique. Il n'y en a qu'une seule, basée sur un principe incontestable, que les ignorants, les médicastres, les charlatans, appliquent par instinct, sans discernement; et que les hommes éclairés et honnêtes n'appliquent qu'avec une grande ciconspection, en s'aidant de toutes les lumières de la science. Ceux-ci admettent des indications nombreuses et diverses, qu'on peut ramener à quatre méthodes générales de traitement : La méthode *expectante*, le *synthétique*, l'*analytique*, la *perturbatrice* ou *substitutive*. (Voir mon *Histoire de la médecine*, t. IIe, p. 499, et mes Lettres sur la médecine contemporaine, 7e lettre.)

Ici se termine ce que je me proposais de dire sur la théorie médicale.

Quant à la théorie philosophique bien plus importante et plus opportune, par suite des tendances de l'esprit moderne dans les institutions sociales, elle sera l'objet d'une seconde série d'articles; lesquels ne s'adressent pas à un public restreint, comme les précédents, mais à tout individu en posession d'un degré quelconque de culture littéraire.

Paris. — Typographie Félix Malteste et Ce, rue des Deux-Portes-Saint-Sauveur, 22.

www.ingramcontent.com/pod-product-compliance
Ingram Content Group UK Ltd.
Pitfield, Milton Keynes, MK11 3LW, UK
UKHW020421220726
13923UKWH00005B/2080